Hofele
Richtig einkaufen bei Magen-Darm-Beschwerden

W0219373

Die Autorin

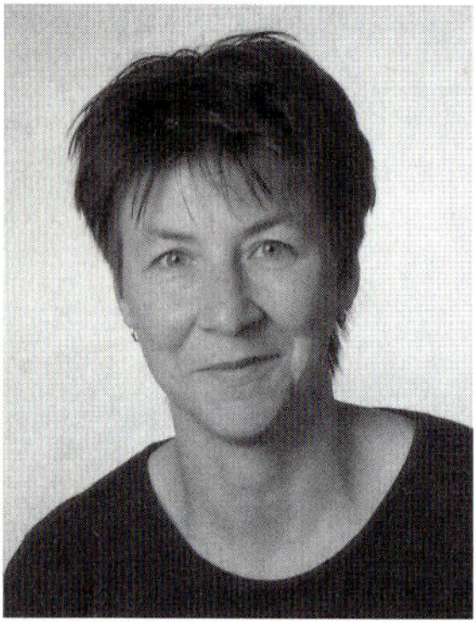

Karin Hofele ist Diplom-Oecotrophologin mit Studium an der Technischen Universität München. Nach mehrjähriger Beratungstätigkeit in ihrem Fachgebiet Ernährung arbeitet sie heute als freie Journalistin und Buchautorin mit den Themen Ernährung und Gesundheit.

Dipl. oec. troph. Karin Hofele

Richtig einkaufen bei Magen-Darm-Beschwerden

TRIAS

Bibliografische Information der Deutschen Bibliothek
Die Deutsche Bibliothek verzeichnet diese Publikation in der Deutschen Nationalbibliografie; detaillierte bibliografische Daten sind im Internet über http://dnb.ddb.de abrufbar

© 2003 TRIAS Verlag in MVS Medizinverlage Stuttgart GmbH & Co. KG, Postfach 300504, 70445 Stuttgart

Leserservice

Wenn Sie Fragen oder Anregungen zu diesem Buch haben, schreiben Sie uns oder besuchen Sie uns im Internet unter
www.trias-gesundheit.de

Das Werk ist urheberrechtlich geschützt. Nachdruck, Übersetzung, Entnahme von Abbildungen, Wiedergabe auf fotomechanischem oder ähnlichem Wege, Speicherung in DV-Systemen oder auf elektronischen Datenträgern sowie die Bereitstellung der Inhalte im Internet oder anderen Kommunikationsdiensten ist ohne vorherige schriftliche Genehmigung des Verlages auch bei nur auszugsweiser Verwertung strafbar.

Die Ratschläge und Empfehlungen dieses Buches wurden von Autor und Verlag nach bestem Wissen und Gewissen erarbeitet und sorgfältig geprüft. Dennoch kann eine Garantie nicht übernommen werden. Eine Haftung des Autors, des Verlages oder seiner Beauftragten für Personen-, Sach- oder Vermögensschäden ist ausgeschlossen.

Sofern in diesem Buch eingetragene Warenzeichen, Handelsnamen und Gebrauchsnamen verwendet werden, auch wenn diese nicht als solche gekennzeichnet sind, gelten die entsprechenden Schutzbestimmungen.

Programmplanung: Uta Spieldiener
Redaktion: Karolin Kalmbach
Umschlaggestaltung: CYCLUS · Visuelle Kommunikation, Stuttgart
Umschlagfoto: Mauritius
Druck: AZ Druck und Datentechnik GmbH, Kempten

ISBN 978-3-8304-3085-8 2 3 4 5

Inhalt

Liebe Leserin, lieber Leser,

fast jeder kennt Magen- oder Darmbeschwerden aus eigener Erfahrung. Zum Glück halten Durchfall oder Magenverstimmung selten länger an. Eine dauerhafte Diät ist dann nicht erforderlich. Manchmal bleiben die Beschwerden jedoch für längere Zeit oder ein Leben lang. Dann ist es wichtig, Speisen und Getränke auszuwählen, die gut bekömmlich sind.

Einkaufen wird oft auf die Schnelle erledigt. Vor allem Berufstätige hetzen häufig nach Feierabend und kurz vor Ladenschluss in den Supermarkt. Da bleibt kaum Zeit, um Lebensmittel in Ruhe auszuwählen. Das sollten Sie jetzt aber tun, um Magen und Darm zu entlasten. Wer sich überwiegend außer Haus oder mit Fertigprodukten verpflegt, muss seine Ernährungsgewohnheiten vielleicht ein wenig umstellen. Denn viele Speisen sind auf Grund der Zutaten oder der Zubereitungsweise für Magen oder Darm nicht gut verträglich. Bei entsprechender Auswahl im Supermarkt oder Restaurant können Sie jedoch weitgehend beschwerdefrei bleiben. Die Lebensmitteltabellen, Tipps und Kochrezepte zeigen, dass auch bei Magen- oder Darmbeschwerden sehr viel Leckeres auf dem Speiseplan bleiben kann.

Nutzen Sie die Gelegenheit und nehmen Sie sich ein wenig Zeit für eine bewusste Lebensmittelauswahl. Unser Einkaufsführer unterstützt Sie dabei. Vielleicht entdecken Sie neue und interessante Produkte und bemerken, dass nicht nur das Essen, sondern auch die Zubereitung Spaß machen kann.

Diagnose: Magen-Darm-Beschwerden

Für Gesundheit und Wohlbefinden ist es von großer Bedeutung, dass die Organe des Verdauungssystems reibungslos zusammenarbeiten. Die beiden Hauptakteure bei der Verdauung sind Magen und Darm. Aber auch die anderen Organe müssen ihren Beitrag leisten, damit das System nicht aus dem Gleichgewicht kommt.

Die Verdauung – so funktioniert's

Bereits im Mund wird erste Verdauungsarbeit geleistet. Das Essen wird zerkleinert und mit Speichel vermischt. Dieser kann – vorausgesetzt alles wird gut gekaut – schon einige Kohlenhydrate aufspalten. Danach rutscht der Speisebrei die Speiseröhre hinab und gelangt in den Magen.

Im Magen wird gemischt und zerkleinert

Die im Speisebrei noch vorhandenen Brocken werden im Magen in noch kleinere Bestandteile zerlegt und gut gemischt. Dabei kommt der Magensaft (bis zu drei Liter täglich) zum Einsatz. Er enthält hochprozentige Salzsäure und Verdauungsenzyme. Säure und Enzyme zerlegen die Nahrung in kleinste Teilchen. Die Magensäure tötet außerdem Krankheitserreger ab. Erst wenn die Speiseteilchen 0,3 Millimeter oder kleiner sind, können sie in den Dünndarm fließen. Das geschieht in kleinen Portionen, sonst würde der Dünndarm überlastet. Wie lange die Nahrung im Magen bleibt, hängt von ihrer Zusammensetzung ab. Getränke verlassen den Magen schon nach einer Viertelstunde, sehr fette Speisen können auch fünf oder sechs Stunden im Magen verweilen.

Nährstoffe gelangen ins Blut

Im Zwölffingerdarm – das ist der erste Abschnitt des Dünndarms – wird die Verdauungsarbeit durch Bauchspeicheldrüse (Pankreas) und Gallenblase unterstützt. Aus der Bauchspeicheldrüse fließen täglich etwa zwei Liter Pankreassaft in den Dünndarm. In diesem wertvollen Saft sind zahlreiche Verdauungsenzyme enthalten, die die Speiseteilchen in die einzelnen Nährstoffe aufspalten. Für eine optimale Verdauung von Fett ist außerdem Galle notwendig. Diese wird in der Leber hergestellt, in der Gallenblase eingedickt und gespeichert und nach Bedarf an den Darm abgegeben.

Die Hauptaufgabe des Dünndarms ist die Aufnahme der Nährstoffe. Durch die Darmschleimhaut gelangen sie ins Blut und dann zu den Körperzellen. Damit der Dünndarm diese Aufgabe optimal erfüllen kann, ist seine Oberfläche riesengroß. Zum einen ist er ziemlich lang, nämlich etwa drei Meter, zum anderen hat die Darmschleimhaut zahlreiche Falten, Ausstülpungen und Zotten, die die Fläche weiter vergrößern. Der restliche Speisebrei wird durch Bewegungen des Darms weiter transportiert, bis er schließlich den Dickdarm erreicht.

Der Dickdarm ist die letzte Station

Die wichtigsten Aufgaben des Dickdarms sind das Eindicken des Speisebreis und die Ausscheidung der unverdaulichen Nahrungsbestandteile. Darüber hinaus werden im Dickdarm aus dem verbliebenen Speisebrei Wasser entzogen und Mineralstoffe aufgenommen. Beides gelangt in den Blutkreislauf. Die Darmbakterien, die den Dickdarm besiedeln, verrichten weitere Arbeit. Mit ihrer Hilfe gelingt es, Ballaststoffe und andere für den Dünndarm unverdauliche Nahrungsbestandteile aufzuschließen und daraus Energie zu gewinnen. Was jetzt, nach rund 24-stündiger Bearbeitung, noch übrig ist, wird endgültig ausgeschieden. Im letzten Teil des Darms – im Mastdarm – wird der eingedickte Brei gesammelt. Ist eine gewisse Menge vorhanden, dann drückt diese auf den Schließmuskel und gibt damit das Signal zur Darmentleerung.

Bakterien überall

Die menschliche Darmschleimhaut ist von einem dichten Bakterienrasen besiedelt, der Darmflora. Bis zur Geburt ist der Darm bakterienfrei, doch schon in den ersten Lebensstunden beginnt die Besiedelung. Beim Erwachsenen haben Wissenschaftler fast 500 verschiedene Arten von Darmbakterien identifiziert. Sie leben vor allem im unteren Teil des Dünndarms und im Dickdarm. Die Aufgaben der Keime sind vielfältig:

- Sie sind Bestandteil des menschlichen Immunsystems.
- Sie verhindern das Wachstum fremder und krankmachender Bakterien.
- Sie fördern die Darmbewegung und so den Weitertransport des Speisebreis.
- Sie bilden Milchsäure und so genannte kurzkettige Fettsäuren.

Stress und Hektik stören die Verdauung

Das Zusammenspiel der Verdauungsorgane ist ein empfindliches System. Unser Leben hält viele Störfaktoren bereit, die dieses System ins Wanken bringen können. Essen ist mehr als Nahrungsaufnahme. Ein schönes Mahl hat viel mit Genuss und Wohlbefinden zu tun. Wer sein Essen schnell hinunterschlingt und wenig auf das achtet, was er isst, tut sich nichts Gutes, denn Magen und Darm reagieren sehr sensibel auf Stress und andere Störungen.

Das kann Magen und Darm aus dem Gleichgewicht bringen:

- schnelles Essen und ungenügendes Kauen
- fettes Essen
- Hektik und schlechte Stimmung bei der Mahlzeit
- Bewegungsmangel
- Zeitverschiebung durch Reisen
- Infektionen
- Medikamente, wie z.B. Antibiotika

Wenn der Magen zwickt

Erkrankungen des Magens sind recht häufig und die Ursachen zahlreich. Stress, ungesunde Ernährung, Genussmittel wie Nikotin, Alkohol oder Kaffee, Medikamente und natürlich auch Bakterien oder Viren können dem Magen schaden.

Reizmagen

Manche Menschen haben einen „empfindlichen" Magen oder ihnen schlägt Kummer gleich auf den Magen. Sie leiden häufig unter Völlegefühl, Magendrücken, Übelkeit, Aufstoßen oder Sodbrennen, manchmal auch Magenschmerzen. Der Arzt kann, zum Beispiel bei einer Magenspiegelung, keine körperlichen Ursachen entdecken. Stress, Probleme, aber auch ungesunde Ernährung können die Beschwerden verursachen. Entspannung, regelmäßige Mahlzeiten und Bewegung sorgen in vielen Fällen für eine Besserung. Werden die Beschwerden nicht ernst genommen, kann aus dem Reizmagen leicht eine Magenschleimhautentzündung werden.

Magenschleimhautentzündung

Die Entzündung der Magenschleimhaut ist die häufigste Magenerkrankung. Der Magen ist im Inneren mit Magenschleimhaut ausgekleidet. In dieser Haut befinden sich etwa vier Milliarden Drüsen, die Magensäure, Verdauungsenzyme und Schleim produzieren. Der Schleim neutralisiert die Säure und schützt so die Magenschleimhaut. Ohne diesen Schleim würde die Magenschleimhaut angegriffen und angedaut. Wird zu viel Säure hergestellt, dann kann der Schleim seine schützende Wirkung nicht mehr entfalten und es kann zu einer Magenschleimhautentzündung (Gastritis) kommen.

Akut oder chronisch

Eine akute Gastritis äußert sich durch starke Magenschmerzen, Übelkeit, Erbrechen und meist auch Appetitlosigkeit. Verursacht wird die Erkrankung durch krank machende Bakterien, bestimmte Medikamente, starken Alkoholkonsum, aber auch durch Stress oder Ärger. Werden die Ursachen ausgeschaltet, ist das Ganze meist nur von kurzer Dauer.

Eine chronische, also dauerhafte Gastritis wird in den meisten Fällen durch Bakterien mit dem Namen Helicobacter pylori ausgelöst. Die kleinen Übeltäter greifen die Schleimhaut an und rufen eine Entzündung hervor. Die Beschwerden können denen der akuten Form gleichen, müssen es aber nicht. Magenschmerzen treten nicht immer auf, häufiger sind Völlegefühl oder Magendrücken nach dem Essen die Symptome. Neben den Bakterien kann auch starker Alkoholkonsum zu einer chronischen Gastritis führen.

Magengeschwür

Ein Magengeschwür ist häufig die Folge einer chronischen Gastritis. Ist die Magenschleimhaut über einen längeren Zeitraum entzündet, dann wird an den entzündeten Stellen kein schützender Schleim mehr gebildet. Die Magensäure kann die Magenwand ungehindert angreifen und es bilden sich kleine Wunden, die mit der Zeit größer und tiefer werden können. Die eigentliche Ursache ist die angreifende Magensäure. Dass zu viel Magensäure vorhanden ist, daran können Medikamente, Alkoholkonsum oder Stress schuld sein. Auch das Bakterium Helicobacter pylori ist meist mit von der Partie und verursacht eine Entzündung der Magenschleimhaut. In vielen Fällen spielt auch die Veranlagung eine Rolle. Ein Magengeschwür macht sich in den meisten Fällen durch Schmerzen im Oberbauch bemerkbar. Da die Magensäure, die die Magenwand angreift, erst nach dem Essen hergestellt wird, zeigen sich auch die Schmerzen erst nach dem Essen.

Magenkrebs

Im Gegensatz zum Magengeschwür entwickelt sich Magenkrebs eher, wenn wenig Magensäure vorhanden ist. Die genaue Ursache ist jedoch unbekannt. Zahlreiche Studien zeigen jedoch, dass die Ernährung wahrscheinlich eine große Rolle spielt. Auch das Bakterium Helicobacter pylori ist vermutlich bei der Entstehung von Magenkrebs beteiligt. In den westlichen Industrieländern traten in den letzten Jahrzehnten immer weniger Magentumore auf. Grund dafür ist eine bessere Hygiene und damit ein selteneres Auftreten von Helicobacter pylori.

Die Beschwerden bei Magenkrebs ähneln denen bei einem Magengeschwür. Zu Beginn sind sie jedoch wenig charakteristisch. Dadurch besteht die Gefahr, dass die Diagnose spät gestellt wird und der Krebs dann nur schwer heilbar ist. Dauern Magenbeschwerden, insbesondere Magenschmerzen, Appetitlosigkeit oder Übelkeit länger als zwei Wochen an, sollte unbedingt ein Arzt aufgesucht werden. Auch wenn eine Abneigung gegen Fleisch auftritt – dies kommt bei Magenkrebs recht häufig vor – ist ein Arztbesuch zu empfehlen.

Darmerkrankungen

Bei vielen – sicher nicht allen – Darmerkrankungen ist die Ursache im Lebensstil zu suchen. Fettreiche und ballaststoffarme Kost, wenig Bewegung und Stress sind häufig an der Entstehung beteiligt.

Reizdarm

Kummer und Sorgen können nicht nur „auf den Magen schlagen", auch der Darm kann darunter leiden. Krampfartige Bauchschmerzen, Verstopfung und Durchfall im Wechsel, Blähungen – bei einem Reizdarm ist vieles möglich. Die Diagnose „Reizdarm" kann allerdings erst dann gestellt werden, wenn durch sorgfältige Untersuchungen alle anderen Darmerkrankungen ausgeschlossen sind. Neben psychischen Ursachen spielt auch die Ernährung eine Rolle. Häufig werden bestimmte Nahrungsmittel nicht vertragen oder lösen direkt Beschwerden aus. Dazu zählen vor allem Kaffee, rohes Obst, gebratene Speisen und alkoholische Getränke.

Durchfall

Ursache für einen akuten Durchfall sind meist Bakterien oder Viren. Der Darm spült die Eindringlinge mit großen Wassermengen hinaus. Diesen Prozess sollte man nicht stoppen, sondern durch reichliches Trinken unterstützen. Ein akuter Durchfall ist in der Regel von kurzer Dauer. Wenn der Durchfall nicht nach wenigen Tagen vorbei ist, oder das Befinden sehr schlecht ist, sollte auf jeden Fall ein Arzt aufgesucht werden.

Eine länger andauernde Durchfallerkrankung kann auch auf eine Nahrungsmittelunverträglichkeit hinweisen. Die beiden wichtigsten Unverträglichkeiten sind Milchzuckerunverträglichkeit und Zöliakie. Bei einer Milchzuckerunverträglichkeit fehlt den Betroffenen das Enzym Lactase, das für die Verdauung von Milchzucker (Lactose) notwendig ist. Die Krankheit wird deshalb auch Lactose-Intoleranz genannt. Bei einer Zöliakie wird das Getreideeiweiß Gluten, das in Dinkel, Weizen, Hafer, Roggen und Gerste enthalten ist, nicht vertragen. Bei beiden Erkrankungen müssen alle Lebensmittel gemieden werden, die die unverträglichen Substanzen enthalten.

Verstopfung

Experten schätzen, dass fast ein Drittel aller Deutschen an Verstopfung leiden. Schuld am Stau im Darm sind in den meisten Fällen die Lebensgewohnheiten. Zu wenig Ballaststoffe, zu wenig Flüssigkeit, zu wenig Bewegung, das sind die drei Hauptursachen. Aber auch Medikamente, z.B. Rheumamittel, Eisenpräparate oder starke Schmerzmittel können Verstopfung begünstigen. Stress wirkt sich ebenso ungünstig auf eine geregelte Darmentleerung aus.

Wann ist es Verstopfung?

Die Diagnose „Verstopfung“ ist nicht ganz einfach. Es ist normal, zwei- bis dreimal am Tag Stuhlgang zu haben, aber auch nur zwei- bis dreimal pro Woche. Experten sprechen dann von Verstopfung, wenn der Darm seltener als zwei oder dreimal in der Woche ohne Mühe entleert wird.

Wenn der Darm streikt, greifen viele Betroffene zu Abführmitteln. Leider hilft deren Gebrauch nur kurzfristig. Langfristig schädigt ein regelmäßiger Einsatz von Abführmitteln den Darm und führt wieder zu Verstopfung.

Blähungen

Bei jedem bilden sich Gase im Darm. Das ist völlig normal. Und es ist auch völlig normal, dass diese Gase entweichen. Zwischen einem und drei Litern Darmgas verlassen unseren Darm im Durchschnitt jeden Tag. Wie stark die Gasbildung ist, hängt unter anderem von der Darmflora und der Ernährung ab. Ob jemand unter den Blähungen leidet oder nicht, ist häufig eine Frage des persönlichen Empfindens. Manche Menschen stört die Gasbildung und das Entweichen der Gase überhaupt nicht, andere verkneifen sich den Abgang der Darmwinde stundenlang und leiden anschließend unter einem aufgeblähten und schmerzenden Bauch. Wer allerdings über längere Zeit an starken und vielleicht auch schmerzhaften Blähungen leidet, der sollte unbedingt einen Arzt aufsuchen.

Darmentzündungen

Morbus Crohn und Colitis ulcerosa sind Erkrankungen, bei denen der Darm entzündet ist. Weil beide Erkrankungen einen chronischen Verlauf nehmen, werden sie auch unter dem Oberbegriff „chronisch entzündliche Darmerkrankungen" zusammengefasst. Bei beiden Erkrankungen ist die Ursache unbekannt. Es wird jedoch angenommen, dass ein geringer Ballaststoffverzehr das Entstehen der Krankheit begünstigt.

Bei Morbus Crohn können an jeder Stelle des Verdauungstrakts Entzündungen und Geschwüre auftreten, von der Mundhöhle bis zum Darmausgang. Am häufigsten sind jedoch der letzte Abschnitt des Dünndarms und der Anfang des Dickdarms betroffen. Symptome sind Fieber, Bauchschmerzen, starke Durchfälle, Blähungen und oft eine Gewichtsabnahme.

Die Colitis ulcerosa ist gekennzeichnet durch Geschwüre im Dickdarm sowie einer Entzündung der Dickdarmschleimhaut. Dabei kann der ganze Dickdarm oder nur Teile befallen sein. Betroffene leiden unter krampfartigen Schmerzen und starken, teilweise blutig-schleimigen Durchfällen.

Divertikel und Divertikulose

Wenn der Dickdarm über Jahre oder Jahrzehnte einen ballaststoffarmen Speisebrei weiterschieben muss, kann es dort zu kleinen sackförmigen Ausstülpungen (Divertikeln) kommen. In diesen Ausstülpungen können sich Stuhlreste sammeln, was zu einer Entzündung (Divertikulose) führen kann. Eine Divertikulose trifft in der Regel Menschen im höheren Lebensalter, junge sind ganz selten betroffen. Meist wird die Veränderung nicht bemerkt. Erst wenn ganz plötzlich fast unerträgliche Bauchschmerzen auftreten, zeigt sich, dass etwas nicht stimmt.

Darmkrebs

Darmkrebs ist eine der häufigsten Krebserkrankungen in Deutschland. Da zu Beginn der Erkrankung fast keine Beschwerden auftreten, wird eine Diagnose häufig spät gestellt. Es können Verstopfung oder Durchfall auftreten. Beides ist aber kein Hinweis auf Darmkrebs. Wenn sich jedoch Blut im Stuhl befindet, sollte auf jeden Fall ein Arzt aufgesucht werden. Durch einen speziellen Test kann der Arzt auch verstecktes Blut im Stuhl aufspüren. Bei der Entstehung von Darmkrebs spielt die Ernährung vermutlich eine große Rolle. Zahlreiche Studien weisen darauf hin, dass eine Ernährungsweise, die viel Fett und Fleisch und wenig Obst, Gemüse und Getreide (und damit wenig Ballaststoffe) enthält, die Entstehung begünstigt.

Ernährungs-Tipps

Noch in den siebziger Jahren wurde für jede einzelne Krankheit der Verdauungsorgane eine spezielle Diät empfohlen. Heute weiß man, dass dies eine unnötige Einschränkung war. Denn der Erfolg hat sich nur bedingt eingestellt. Für die meisten Erkrankungen von Magen und Darm ist – mit gewissen Einschränkungen oder Varianten – eine einzige Kostform möglich. In der Diätetik wird diese Kost „Leichte Vollkost" genannt.

Leicht und trotzdem vollwertig

Die Basis der „leichten Vollkost" ist eine normale, vollwertige Ernährung, die alle wichtigen Nährstoffe und genügend Energie enthält. Sie soll jedoch leicht, d.h. leicht verdaulich bzw. leicht verträglich sein.

Leichte Vollkost auf einen Blick

Das bekommt Ihnen:

- schonend zubereitete Speisen; diese können gedünstet, gegrillt, im Dampf oder in Folie gegart sein
- kleine Portionen
- leicht verdauliche Lebensmittel (Kartoffeln, leichtes Gemüse, magere Milchprodukte, sanft geschmortes Fleisch, gedünsteter Fisch)

Das sollten Sie meiden:

- frittierte, stark gebratene oder panierte Speisen
- fette Saucen oder Dressings (z.B. Mayonnaise), fettreiche Zubereitung
- blähende und schwer verdauliche Lebensmittel (Kohl, Hülsenfrüchte, Zwiebeln, frisches Brot)

Die leichte Vollkost ist sinnvoll bei den meisten Erkrankungen des Magen-Darm-Trakts, so zum Beispiel bei chronischer Gastritis, Magen- oder Zwölffingerdarmgeschwüren oder bei einem Reizmagen. Einzelne Erkrankungen erfordern jedoch manchmal kurzfristig oder auch dauerhaft die Einhaltung anderer Ernährungsregeln.

Genießen erlaubt

Für das Wohlbefinden ist nicht nur wichtig, was gegessen wird, von großer Bedeutung ist auch, wie etwas gegessen wird. Magen und Darm reagieren sehr empfindlich auf hastiges Essen. Dabei wird viel Luft geschluckt, was zu Blähungen führen kann. Wenn eine Mahlzeit nur nebenbei verschlungen wird, wird häufig nicht gut gekaut, der Magen hat dann deutlich mehr Arbeit. Gewöhnen Sie sich deshalb an, Ihr Essen gut zu kauen. Meist wird nach drei- oder viermal kauen schon geschluckt. Zählen Sie einmal die Kaubewegungen. Wenn Sie öfter kauen (zwanzigmal!), schmecken Sie das Essen viel intensiver, werden deutlich früher satt und essen weniger. Wann immer es geht, sollten Sie genügend Zeit für das Essen einplanen, den Tisch schön decken und ihre Speisen appetitlich anrichten.

In besonderen Fällen

Je nach Erkrankung oder Art der Beschwerden muss die leichte Vollkost manchmal ein wenig variiert werden. In Einzelfällen müssen auch andere Ernährungsregeln eingehalten werden.

Bei unklaren Beschwerden

Wenn Magen oder Darm einfach unpässlich sind, Sie von Völlegefühl, Blähungen oder Magendrücken geplagt werden und nicht so genau wissen, warum und was nun helfen könnte, dann sollten Sie sich zunächst aufs Beobachten verlegen. Denn Sie müssen herausfinden, was Ihnen gut tut und was nicht. Das gleicht manchmal einer Detektivarbeit. Um wieder Wohlbefinden zu erlangen, lohnt sich jedoch der Aufwand. Ein Ernährungstagebuch kann Ihnen dabei helfen. Notieren Sie mindestens eine Woche lang, was Sie essen, was Sie dabei tun, wie Sie sich dabei und danach fühlen und welche Beschwerden auftreten. Sie werden bald bestimmte Zusammenhänge erkennen und können dann Ihre Ernährung entsprechend umstellen.

Gastritis – akut und chronisch

Bei einer akuten Gastritis ist die erste Maßnahme, die Auslöser der Erkrankung zu verbannen. Es empfiehlt sich, etwa zwei bis drei Tage nur ungesüßten Tee (z.B. Kamillentee) zu trinken und nichts zu essen. Dann kann schrittweise wieder feste Nahrung aufgenommen werden. Gut geeignet sind Zwieback und leicht verdauliche Suppen.

Die chronische Gastritis ist ein Fall für die leichte Vollkost. Konkret heißt das, was gut vertragen wird, ist auch erlaubt. Verschiedene Gewürze, wie Paprika, scharfer Senf, Meerrettich oder Knoblauch, können die Säurebildung verstärken und sind bei einer Gastritis deshalb nicht empfehlenswert. Kaffee wird wegen der Röststoffe häufig nicht vertragen, ein „milder" Kaffee ist einen Versuch wert. Alkoholisches sollte gemieden werden, denn Alkohol reizt die Magenschleimhaut.

Durchfall – das hilft

Bei akutem Durchfall kann man gut einen oder zwei Tage völlig auf feste Nahrung verzichten. Trinken ist jedoch lebensnotwendig, und zwar so viel wie möglich. Denn der Flüssigkeitsverlust muss ausgeglichen werden. Das gilt um so mehr, wenn auch noch Erbrechen dazu kommt. Mineralwasser, am besten mit wenig Kohlensäure, sowie ungesüßter Tee (Pfefferminz- oder Kamillentee, auch schwarzer und grüner Tee) sind gut geeignet.

Das wirkt bei Verstopfung

Die häufigste Ursache für Verstopfung ist eine ballaststoffarme Ernährung. Nur pflanzliche Nahrungsmittel liefern den nötigen Ballast, der den Darm in Schwung hält. Ballaststoffe sind unverdauliche Pflanzenfasern. Wenn sie fehlen, fehlt dem Darm die Füllung, er hat kaum Masse, die transportiert werden kann. Optimal sind 30 bis 40 Gramm Ballaststoffe pro Tag. Auch eine ausreichende Flüssigkeitszufuhr wird benötigt. Zwei Liter sollten es täglich schon sein. Denn die Faserstoffe brauchen Flüssigkeit um aufzuquellen. Regelmäßige Bewegung trägt ebenfalls dazu bei, den Stau im Darm wieder aufzulösen.

Vorsicht bei isolierten Ballaststoffen

Weizenkleie, Leinsamen oder spezielle Ballaststoffpräparate werden gern als Wundermittel gegen Verstopfung angepriesen. Wenn Sie täglich einen oder zwei Esslöffel Kleie zu sich nehmen, können Sie in der Tat den Darm wieder in Schwung bringen. Allerdings sollten Sie dazu reichlich trinken, mindestens ein Glas Wasser pro Löffel. Denn Ballaststoffe binden Wasser. Ist die Flüssigkeitszufuhr zu gering, kann im schlimmsten Fall sogar ein Darmverschluss die Folge sein.

Ballaststoffe sorgen nicht nur für eine geregelte Verdauung. Sie sind außerdem in der Lage, schädliche Stoffe, die wir mit der Nahrung aufgenommen haben, zu binden und so den

Darm vor Schaden zu bewahren. Auch Schadstoffe, die nicht gebunden sind, können bei ballaststoffreicher Ernährung weniger Schaden anrichten. Wenn der Speisebrei schnell durch den Darm transportiert wird, bleibt wenig Zeit, um auf die Darmwand einzuwirken. Dadurch erklärt sich auch die vorbeugende Wirkung von Ballaststoffen bei Darmkrebs.

Besonders ballaststoffreich

Lebensmittel	Ballaststoffe in g/100 g Lebensmittel
Weizenkleie	45
Leinsamen	35
Mandeln	15
Hirse	13
getrocknete Pflaumen	9
Kichererbsen	9
Vollkornbrot	9
Früchte-Müsli	9
Johannisbeeren	7
Himbeeren	7
Brombeeren	7
Grahambrot	6
Roggenbrötchen	6
Nudeln (ohne Ei)	5

Blähungen vermeiden

Leider kann eine ballaststoffreiche Kost unangenehme Blähungen verursachen. Hier ist es wichtig, die richtige Balance zu finden. Wer zu Blähungen neigt, sollte „sanfte" Ballaststoffe bevorzugen, wie sie in Kartoffeln, leicht verdaulichem Gemüse, Beeren oder fein gemahlenem Getreide zu finden sind. Zunächst gilt es jedoch herauszufinden, wodurch die Blähungen hervorgerufen werden. Der Genuss von Hülsenfrüchten, Kohl und den meisten Zwiebelgewächsen führt in vielen Fällen zu starker Gasbildung. Auch frisches Gebäck, insbesondere Hefegebäck, bläht den Bauch auf.

Das kann Blähungen auslösen

- Hülsenfrüchte (z.B. Bohnenkerne, Linsen, Kichererbsen, getrocknete Erbsen)
- Kohl (z.B. Weißkohl, Rotkohl, Blumenkohl, Brokkoli, Grünkohl, Wirsing, Sauerkraut)
- Zwiebelgewächse (z.B. Zwiebeln, Schalotten, Knoblauch, Lauch)
- Gurkensalat
- Frisches Brot, Hefegebäck
- Obst (z.B. Weintrauben, Pflaumen, Zwetschgen)
- Kohlensäurehaltige Getränke

Die Art und Weise, wie gegessen wird, hat ebenfalls Einfluss auf die Gasbildung. Wer schnell und hastig isst, schluckt vielleicht viel Luft, so dass sich auf diese Weise Blähungen entwickeln. Auch wenn das Essen nicht gut gekaut wird, kommt es häufiger zu Blähungen. Beim Trinken kann ebenfalls viel Luft in den Magen kommen.

Richtig einkaufen

Worauf müssen Sie achten?

Wer zu frischen unverarbeiteten Produkten greift, hat es leicht. Ein Apfel ist ein Apfel und auch bei einem Stück Fleisch natur vom Metzger weiß man in der Regel, was man hat. Allerdings geht das nicht immer. Wer hat schon immer Zeit und Lust alles selbst zu machen. Lebensmittelhandwerk und -industrie machen es uns einfach und bieten inzwischen fast alles fix und fertig an. Einige dieser Produkte sind auch bei Magen- oder Darmerkrankungen gut geeignet, andere weniger. Um die für Sie passenden Produkte herauszufinden, müssen Sie die Lebensmittel genau unter die Lupe nehmen.

Jeder Hersteller preist seine Produkte an und wirbt je nachdem mit Gesundheit oder Genuss, manchmal auch mit beidem. Flotte Werbesprüche lassen uns allenfalls vermuten, was wirklich drin steckt. Zum Glück gibt es Etiketten, auf denen allerhand draufstehen muss.

Ein Blick aufs Etikett

Die meisten Lebensmittel sind heute verpackt. Glücklicherweise muss keiner die Katze im Sack kaufen. Der Gesetzgeber schreibt genau vor, was auf dem Etikett stehen muss. Die wichtigsten Angaben sind: Name und Anschrift des Herstellers, die genaue Bezeichnung des Produkts, das Mindesthaltbarkeitsdatum, die enthaltene Menge und ein Verzeichnis der Zutaten. Auch Zusatzstoffe wie Farb- oder Konservierungsstoffe müssen angegeben werden.

Enthält das Etikett weitere Angaben, dann sind diese entweder gesetzlich vorgeschrieben, wie zum Beispiel der Alkoholgehalt bei alkoholischen Getränken, oder eine freiwillige Information des Herstellers. Zu den freiwilligen Angaben zählen die Nährwerte. Hier gilt jedoch, dass bestimmte Informationen nur im Paket aufgelistet werden dürfen. Möchte eine Molkerei auf den geringen Fettgehalt ihres Jogurts hinweisen, muss sie auch angeben, wie viele Kalorien oder Joule der Jogurt enthält und wie hoch der Gehalt an Eiweiß und Kohlenhydraten ist.

Die Lebensmittelgesetzgebung verbietet die so genannte „gesundheitsbezogene Werbung“. Ein ballaststoffreiches Müsli darf den Hinweis enthalten, dass der Verzehr des Müslis der Verdauung gut tut. Nicht erlaubt ist aber die Aussage „dieses Müsli heilt Verstopfung“. Aussagen, die die Heilung einer Krankheit versprechen, sind nur bei Arzneimitteln zulässig.

Manche Produkte werden mit den Begriffen „light“ oder „leicht“ beworben. Diese Begriffe sind gesetzlich nicht geschützt. „Leicht“ kann bedeuten, dass das Produkt weniger Fett oder weniger Kalorien enthält. Es kann aber auch etwas ganz anderes heißen, nämlich, dass ein Dessert deshalb besonders „leicht“ ist, weil es mit viel Luft aufgeschäumt ist.

Die Zutatenliste

Wenn bestimmte Nahrungsbestandteile unverträglich sind, weil sie beispielsweise Blähungen verursachen, hilft ein Blick auf die Zutatenliste. Auch wenn sich die meisten Lebensmittelhersteller nicht in die Karten schauen lassen möchten, die wichtigsten Zutaten eines Produkts müssen sie nennen. Dabei gibt die Reihenfolge der genannten Bestandteile Auskunft über die Mengenverhältnisse. Der Hauptbestandteil steht ganz oben auf der Liste und je weniger von einer Zutat enthalten ist, desto weiter hinten steht sie. Wessen Darm schon bei geringen Mengen an Zwiebeln empfindlich reagiert, meidet am besten alle Produkte mit Zwiebeln. Wer jedoch kleine Mengen gut verträgt, kann vielleicht Produkte auswählen, bei denen die Zwiebeln erst am Ende der Liste aufgeführt sind.

Einkaufen

- Schreiben Sie vor dem Einkauf eine Einkaufsliste und weichen Sie davon nicht ab.
- Gehen Sie nicht mit leerem Magen einkaufen. Etwas Obst, ein belegtes Brötchen oder eine Scheibe Knäckebrot stillen kurzfristig den Hunger und wappnen vor unnötigen Einkäufen.
- Meist muss der Einkauf schnell gehen. Nehmen Sie sich jedoch hin und wieder mehr Zeit fürs Einkaufen und studieren Sie die Etiketten und Zutatenlisten Ihrer bevorzugten Produkte ganz genau.
- Stellen Sie einen Wochen-Speiseplan auf und machen Sie dann einmal pro Woche einen größeren Einkauf. Das spart Zeit und Geld.

Wo einkaufen?

Wer sich gesund ernähren möchte, muss nicht in speziellen Geschäften einkaufen. Viel entscheidender ist die richtige Lebensmittelauswahl. Es gibt sowohl beim Discounter als auch im Reformhaus gesunde und gut verträgliche Produkte. Sie haben es selbst in der Hand. Bevorzugen Sie frische unverarbeitete Lebensmittel, wann immer es geht. Studieren Sie das Etikett und vor allem die Zutatenliste beim Kauf von verpackten und fertig zubereiteten Produkten. Die Tabellen in diesem Buch helfen bei der Beurteilung der Produkte.

Einkaufs-Tabellen

So lesen Sie die Tabellen

In den nachfolgenden Tabellen sind eine Vielzahl von gängigen Lebensmitteln aufgeführt und bewertet. Auf konkrete Nährwertangaben wurde verzichtet, weil dies bei der Beurteilung, ob ein Lebensmittel gut bekömmlich ist oder nicht, keine Rolle spielt. Da sehr fettreiche Produkte häufig weniger gut vertragen werden, sind diese extra mit einem Fett-Tropfen gekennzeichnet. Auch besonders ballaststoffreiche Produkte sind hervorgehoben. Sie haben eine Ähre erhalten.

Die Lebensmittelindustrie bietet eine so große Fülle an Produkten an, dass es unmöglich ist, in einem solchen Einkaufsführer alle zu nennen. Wenn Sie Ihre Lieblingsprodukte nicht finden, so können Sie sie selbst bewerten. Lesen Sie die Zutatenliste, suchen Sie in den Tabellen nach den einzelnen Bestandteilen und beurteilen Sie so Ihr Produkt.

Die Bewertung

Lebensmittel oder Produkte, die gut bekömmlich und im Rahmen einer leichten Vollkost empfehlenswert sind, wurden gut oder sehr gut bewertet. Gut oder sehr gut beurteilt wurden besonders die Lebensmittel, die in einem gesunden, nährstoffreichen Speiseplan einen wichtigen Platz einnehmen sollten. Die Daten, auf denen die Bewertung beruht, basieren auf dem Bundeslebensmittelschlüssel (BLS) sowie auf Angaben der Hersteller, wenn konkrete Produkte genannt werden.

Da es bei der Verträglichkeit große individuelle Unterschiede gibt, sind die Beurteilungen in dieser Hinsicht nur ein Anhaltspunkt. Sie können keine Allgemeingültigkeit haben und für jeden Betroffenen passen. Hülsenfrüchte, Frittiertes oder Kohl werden von den meisten Betroffenen schlecht vertragen. Andere Lebensmittel wie Käse, Trockenfrüchte oder bestimmte Obstsorten machen nur wenigen Probleme. Speisen, die von vielen Menschen mit Magen- oder Darmproblemen nicht vertragen werden, haben deshalb eine schlechtere Beurteilung erhalten als solche, die nur wenigen nicht gut bekommen.

Die Beurteilung der Lebensmittel war nicht immer einfach. Manchmal wären vielleicht zweieinhalb Sterne besser gewesen oder eindreiviertel, um dem Lebensmittel gerecht zu werden. Die Einteilung in nur vier Kategorien wurde jedoch gewählt, weil sie die Handhabung erleichtert.

Gezielt auswählen

Produkte mit nur einem Stern oder einem Blitz sind nicht grundsätzlich unverträglich oder ungesund. Die so gekennzeichneten Lebensmittel oder Speisen sollten jedoch nur selten und in geringen Mengen auf dem Speiseplan stehen. Da die Bekömmlichkeit von Lebensmitteln bei den verschiedenen Magen-Darm-Erkrankungen individuell sehr verschieden ist, muss jeder Betroffene selbst ausprobieren, was ihm bekommt oder nicht.

Vergleichen Sie die Lebensmittel nur innerhalb einer Gruppe. Die Vergabe der Sterne ist keine absolute Beurteilung. Sie stellt vor allem eine Rangfolge innerhalb der Lebensmittelgruppe dar.

Zeichenerklärung

(H): Produkte sind über einen Heimservice erhältlich

(R): Produkte sind in Reformhäusern erhältlich

3 Sterne (★★★) stehen für erste Wahl. Diese Lebensmittel werden bei Magen- oder Darmbeschwerden meist gut vertragen und versorgen den Körper mit wichtigen Nährstoffen.

2 Sterne (★★) kennzeichnen Lebensmittel mit einer günstigen Nährstoffzusammensetzung, die zu einem abwechslungsreichen Speiseplan gehören. Auch diese Lebensmittel werden meist gut vertragen.

1 Stern (★) steht für Lebensmittel und Produkte, die häufig nicht gut vertragen werden oder auf Grund der Nährstoffzusammensetzung (z.B. viel Fett, wenig Vitamine) maßvoll zu genießen sind.

Einen Blitz (ϟ) schließlich haben die Lebensmittel erhalten, die erfahrungsgemäß bei vielen Betroffenen Beschwerden wie Völlegefühl oder Blähungen auslösen, oder eine sehr ungünstige Nährstoffzusammensetzung aufweisen. Auch wenn diese Lebensmittel von manchen gut vertragen werden, sollten Sie nur selten und in geringen Mengen verzehrt werden.

Eine Ähre ( ) kennzeichnet besonders ballaststoffreiche Lebensmittel. Eine ballaststoffreiche Ernährung kann bei einigen Darmbeschwerden und -erkrankungen vorbeugend wirken. Alle Lebensmittel oder Speisen, die dieses Zeichen haben, enthalten mindestens 5 Gramm Ballaststoffe pro 100 Gramm.

Mit einem Fett-Tropfen ( ) wurden sehr fettreiche Lebensmittel versehen. In der Regel haben die Lebensmittel einen Fett-Tropfen erhalten, die in der jeweiligen Gruppe den höchsten Fettgehalt aufweisen.

Milch & Co.

Milch und Milchprodukte liefern wertvolles Eiweiß, versorgen den Körper mit Kalzium und nennenswerten Mengen der Vitamine A und D. Wenn frische Milch nicht gut vertragen wird, kann man gut auf gesäuerte Milchprodukte wie Jogurt oder Dickmilch ausweichen. Bevorzugen Sie Milchprodukte ohne Zusätze, mischen Sie Naturjogurt mit frischen oder tiefgefrorenen Früchten. So gehen Sie sicher, dass keine unverträglichen Bestandteile enthalten sind.

Milch und Milchprodukte

Bewertung	Lebensmittel	🌾	💧
★★★	Actimel Drink classic, Danone		
★★★	Buttermilch		
★★	Buttermilch mit Früchten		
ϟ	Crème double/Schmand, 40% Fett		💧
ϟ	Crème fraîche, 30% Fett		💧
★	Crème légère, Dr. Oetker		
★★	Dickmilch mit Früchten, 1,5% Fett		
★★	Dickmilch mit Früchten, 3,5% Fett		
★	Dickmilch mit Früchten, 10% Fett		
★★★	Dickmilch, 1,5% Fett		
★★	Dickmilch, 3,5% Fett		
★	Dickmilch, 10% Fett		
★★	Froop Trinkjogurt, diverse Sorten, Müller		
★★	Früchtequark, 20%		
★★	Früchtequark, mager		
★★	Fruchtmolke		
★★	Jogurt (fettarm) mit Früchten, 1,5% Fett		

Bewertung	Lebensmittel
★★★	Jogurt (fettarm) natur, 1,5% Fett
★★	Jogurt (mager) mit Früchten, 0,1% Fett
★★★	Jogurt (mager) natur, 0,1% Fett
★	Jogurt (Sahne) mit Früchten, 10% Fett
★	Jogurt (Sahne) natur, 10% Fett
★★	Jogurt mit Früchten, 3,5% Fett
★★	Jogurt natur, 3,8% Fett
★	Kaffeesahne, 20% Fett
★	Kakaomilch, 3,5% Fett, Landliebe
★★	Kefir mit Früchten, 3,5% Fett
★★	Kefir, 3,5% Fett
★	Knusper Jogurt Crispy Crunch, Müller
★	Kondensmilch, 10% Fett
★★	Kondensmilch, 4% Fett
★★	Kräuterquark, 20%
★★	LC1 pur, 3,5% Fett, Nestlé
★★★	Milch, 0,1% Fett (Magermilch)
★★★	Milch, 1,5% Fett (fettarme Milch)
★★	Milch, 3,5% Fett (Vollmilch)
★★	Milch, 3,8% Fett (Vorzugsmilch)
★★	Milchdrink Milchkaffee, Landliebe
★	Milchshake mit Erdbeergeschmack, McDonald's
★★★	Molke
★★	ProCult, diverse Sorten, Müller
★★	Quark 20%
★	Quark 40%
★★★	Quark Magerstufe
★★	Quark mit Früchten u. Vollkorn, Landliebe
★	Saure Sahne, 10% Fett

Bewertung	Lebensmittel	🌾	💧
★★	Schafjogurt mind. 5% Fett, Heirler (R)		
↯	Schlagsahne, 30% Fett		💧
★★	Schlemmer Jogurt Kirsch, Müller		
★★	Ziegenjogurt mild, mind. 3,5% Fett, Heirler (R)		

Käse

Bewertung	Lebensmittel	🌾	💧
↯	Appenzeller, 50% F.i.Tr.		💧
↯	Bavaria Blu, 50% F.i.Tr.		💧
★	Bergkäse, 45% F.i.Tr.		💧
★	Brie, 45% F.i.Tr.		
↯	Brie, 60% F.i.Tr.		💧
★★	Butterkäse, 30% F.i.Tr.		
↯	Butterkäse, 60% F.i.Tr.		💧
★★	Camembert, 30% F.i.Tr.		
↯	Camembert, 60% F.i.Tr.		💧
★★	Camembert mit grünem Pfeffer, Du darfst		
★	Chester, 45% F.i.Tr.		
★★	Edamer, 30% F.i.Tr.		
★	Edamer, 40% F.i.Tr.		
★	Emmentaler, 45% F.i.Tr.		💧
★★★	Frischkäse mit Buttermilch, Du darfst		
★★	Frischkäse mit Kräutern, 40% F.i.Tr.		
★	Frischkäse mit Kräutern, 70% F.i.Tr.		💧
★	Frischkäse, 45% F.i.Tr.		
↯	Frischkäse, 70% F.i.Tr.		💧
↯	Gorgonzola		💧

Bewertung	Lebensmittel	🌾	💧
★★	Gouda, 30% F.i.Tr.		
★	Gouda, 45% F.i.Tr.		
ϟ	Greyerzer, 45% F.i.Tr.		💧
★★★	Körniger Frischkäse		
★★★	Limburger, 20% F.i.Tr.		
★	Limburger, 45% F.i.Tr.		
ϟ	Mascarpone, Galbani		💧
★★	Mozzarella		
★	Parmesan, 32% F.i.Tr.		
★★	Ricotta, 60% F.i.Tr.		
★	Romadur, 45% F.i.Tr.		
ϟ	Roquefort		💧
★★★	Sauermilchkäse		
★★	Schafskäse (Feta)		
★★★	Schichtkäse, 10% F.i.Tr.		
★	Schmelzkäse streichfähig, 45% F.i.Tr.		
★★	Schmelzkäse, 30% F.i.Tr.		
★	Tilsiter, 45% F.i.Tr.		
★	Ziegenfrischkäse, mind. 50% F.i.Tr., Heirler (R)		💧

Milchersatzprodukte

Bewertung	Lebensmittel	🌾	💧
★★★	Soja Cremig, Vitaquell (R)		
★★★	Soja Dessert Vanille oder Schoko, Vitaquell (R)		
★★★	Soja-Drink, GranoVita (R)		
★	Sojamilch		
★	Vega légère, Dr. Oetker		
★★★	Yamato Soyagurt pur, Heirler (R)		

Fleisch, Wurst & Co.

Beim Fleisch ist die Zubereitung entscheidend. Mageres oder mittelfettes Fleisch ist, wenn es sanft geschmort, gekocht oder gegrillt wird, gut bekömmlich. Wenn es jedoch stark gebraten wird, liegt es schwer im Magen. Auch fettes Fleisch sowie fette Wurst- und Fleischwaren sind schwer verdaulich. Zu viel Fett begünstigt außerdem Übergewicht, lässt die Blutfette ansteigen und steht im Verdacht, an der Entstehung von Darmkrebs beteiligt zu sein. Ideal sind Geflügel und Kalb und daraus hergestellte Wurstwaren.

Fleisch

Bewertung	Lebensmittel	🌾	💧
ϟ	Brät		💧
★	Eisbein (Haxe)		
★	Hackfleisch, gemischt		
★★	Kalbsbraten		
★★	Kalbsbrust		
★★★	Kalbsfilet		
★★	Kalbsgulasch		
★★★	Kalbshaxe		
★★	Kalbskotelett		
★★★	Kalbsschnitzel		
★★★	Kalbssteak		
★★★	Lammfilet		
★	Lammfleisch		
★	Lammhaxe		
★	Lammkotelett		
★★★	Pferdefleisch		
ϟ	Rinderbrust		💧

Bewertung	Lebensmittel	🌾	💧
★★★	Rinderfilet		
★★	Rindergulasch		
★	Rinderhack		
★★	Rindersteak		
★★	Rindfleisch (Bratenfleisch)		
★★	Rindfleisch (Hochrippe)		
★★	Rindfleisch (Nacken)		
★	Rindfleisch (Suppenfleisch)		
★★★	Rindsroulade		
★★★	Roastbeef		
↯	Schweinebauchspeck		💧
★★★	Schweinefilet		
★	Schweinefleisch (Bratenfleisch)		
★	Schweinefleisch (Bug)		
★	Schweinefleisch (Nacken)		
★	Schweinegulasch		
★	Schweinehack		
★★	Schweinekotelett		
★★★	Schweineschnitzel		
★★	Schweinesteak		
★★★	Tatar (Schabefleisch)		

Geflügel und Wild

Bewertung	Lebensmittel	🌾	💧
★★	Baby-Pute		
★	Brathähnchen mit Haut		
★	Ente mit Haut		

Bewertung	Lebensmittel	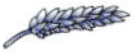	
↯	Gans mit Haut		
★★★	Hähnchenbrust		
★★★	Hasenfleisch		
★★★	Hirschfleisch		
★	Poularde mit Haut		
★	Pute mit Haut		
★★★	Putenbrust		
★★★	Rehfleisch		
★	Suppenhuhn		
★★★	Wildkaninchen		

Innereien

Bewertung	Lebensmittel	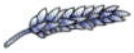	
★★	Gänseleber		
★★	Hähncheninnereien		
★★	Kalbsbries		
★	Kalbshirn		
★★	Kalbsleber		
★★	Kalbslunge		
★★	Kalbsnieren		
★★	Rinderleber		
★★	Rindermagen/Kutteln		
★	Rinderzunge		
★★	Schweineleber		
★★	Schweinenieren		

Fleisch- und Wurstwaren

Bewertung	Lebensmittel		
★	Bauernbratwurst		💧
★★	Bierschinken		
★★	Bremer Pinkel		
★★	Brühwurstaufschnitt, Du darfst		
ϟ	Cabanossi		💧
ϟ	Cervelatwurst		💧
★	Cocktailwürstchen, Konserve		💧
★★	Corned Beef		
ϟ	Debreziner		💧
★★★	Finesse Schinken Honig, Herta		
★	Fleischkäse		💧
★	Fleischwurst		💧
★	Gänseleberpastete		
★★	Geflügelmortadella		
★★	Geflügelschinkenwurst, Du darfst		
★★	Gefüllte Kalbsbrust		
★★★	Gekochter Schinken		
★	Gelbwurst		💧
★★★	Gemüse-Putenwurst, Du darfst		
★	Getrüffelte Gänseleberpastete in der Kruste		
ϟ	Hausmacher Blutwurst		💧
★★	Holzfäller-Schinken, Herta		
★	Jagdwurst		
★	Kalbsleberwurst		💧
★★	Kasseler		
★	Krakauer		💧
★★★	Lachsschinken		

Bewertung	Lebensmittel		
ϟ	Lammfleisch-Salami		💧
ϟ	Landjäger		💧
★	Leberwurst, grob		💧
★	Lyoner		
★	Mettwurst, grob		💧
★	Mortadella		
★★	Pfälzer Saumagen		
★★	Rauchfleisch		
★★	Rinderbierschinken		
★★★	Roast Turkey, Gutfried		
★	Rostbratwurst Nürnberger Art, Herta		
★	Salami, Du darfst		
ϟ	Salami, im Durchschnitt		💧
ϟ	Schinkensalami		💧
★★	Schinkenspeck		
ϟ	Schinkenspeck, durchwachsen		💧
★	Schinkenwurst		💧
★★	Schwartenmagen		
ϟ	Schwarzwälder Bauernwürste		💧
★	Schweinebauch		
★★	Schweinefleisch im eigenen Saft, Konserve		
★★	Schweinefleisch in Aspik		
★	Teewurst, Du darfst		💧
★	Teewurst, Rügenwälder Art		💧
★	Trüffelleberwurst		💧
★	Truthahn-Salami, Gutfried		💧
★	Weißwurst		
★	Wiener Würstchen		💧

Aus Meer und Fluss

Fisch versorgt uns mit dem lebenswichtigen Spurenelement Jod, außerdem mit leicht verdaulichem Eiweiß und ungesättigten Fettsäuren. Ein- bis zweimal wöchentlich sollte er deshalb auf dem Speiseplan stehen. Bei schonender Zubereitung (gedünstet, in Folie gegart oder gegrillt) ist Fisch auch bei Magen- und Darmbeschwerden gut bekömmlich. Der Verzehr von Fettfischen wie Lachs, Makrele oder Hering kann empfindlichen Menschen Beschwerden bereiten. Geräucherte Fische und fettreiche Fischprodukte wie Tunfisch oder Sardinen in Öl sind sehr schwer verdaulich.

Fische, Krebse, Muscheln

Bewertung	Lebensmittel	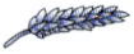	
★	Aal		
★★★	Austern		
★★★	Bachsaibling		
★★★	Flusskrebs, frisch		
★★★	Forelle		
★★★	Garnelen		
★★★	Heilbutt		
★★★	Hummer		
★★★	Jacobsmuschel		
★★★	Kabeljau (Dorsch)		
★★★	Karpfen		
★★★	Katfisch (Steinbeißer)		
★★★	Krabben		
★★★	Lachs		
★★★	Languste		

Bewertung	Lebensmittel	🌾	💧
★★	Makrele		
★	Matjeshering		💧
★★★	Miesmuschel		
★★★	Rotbarsch (Goldbarsch)		
★★★	Rotzunge		
★★★	Sardinen		
★★★	Schellfisch		
★★★	Scholle		
★★★	Seeteufel		
★★★	Seezunge		
★	Sprotten		
★★★	Steinbutt		
★★	Tunfisch		
★★★	Venusmuschel		
★★★	Zander		

Fischprodukte

Bewertung	Lebensmittel	🌾	💧
ϟ	Aal, geräuchert		💧
★	Bismarckhering, Konserve		
★	Brathering, Konserve		
★	Forelle, geräuchert		
ϟ	Hering in Öl, Konserve		💧
★	Heringsfilets in Dillrahmcreme		
★	Heringsfilets in Senfcreme		
★	Heringsfilets in Tomatensoße		
★	Kaviar, echt		

Bewertung	Lebensmittel	🌾	💧
★	Lachs, geräuchert		
ϟ	Makrele in Öl, Konserve		💧
★	Makrele, geräuchert		
★★	Sardellen (Anchovis)		
ϟ	Sardine in Öl, Konserve		💧
★★	Tunfisch im eigenen Saft, Konserve		
ϟ	Tunfisch in Öl, Konserve		💧

Fette, Öle, Eier

Ganz ohne Fett geht es nicht. Vor allem pflanzliche Öle liefern lebenswichtige Fettsäuren und fettlösliche Vitamine wie beispielsweise Vitamin E. Fettreiche Speisen sind jedoch schwer verdaulich und liegen lange im Magen. Fett sollte generell sehr sparsam eingesetzt werden. Bevorzugen Sie Öle mit reichlich ungesättigten Fettsäuren wie Olivenöl und Rapsöl oder Margarinesorten mit einer günstigen Fettsäurenzusammensetzung.

Fette und Öle

Bewertung	Lebensmittel	🌾	💧
★★★	becel vital		
★	Butter		
★	Butterschmalz		
★★	Distelöl (Safloröl)		
★★★	Erdnussöl		
★★	Gänsefett/-schmalz		

Bewertung	Lebensmittel		
★	Halbfettbutter, Du darfst		
★★	Halbfettmargarine		
↯	Kokosfett, gehärtet		
★	Kräuterbutter		
★★	Kürbiskernöl		
★★	Leinöl		
★★	Maiskeimöl		
★★★	Olivenöl		
↯	Palmin Platte		
★	Palmin Soft		
★	Palmöl		
★★★	Rapsöl		
★	Schweineschmalz		
★★	Sesamöl		
★★	Sojaöl		
★★	Sonne + Olive, Thomy		
★★	Sonnenblumenöl		
★★★	Vitaquell m'Olivo (R)		
★★	Walnussöl		
★★	Weizenkeimöl		

Eier

Bewertung	Lebensmittel		
★★	Ei		
★★	Eigelb		💧
★★★	Eiweiß		
★★	Entenei		

Getreide und was daraus gemacht wird

Getreide liefert, vor allem wenn das ganze Korn verzehrt wird, reichlich Ballaststoffe, Mineralstoffe und Vitamine. Dabei spielt es keine Rolle, ob die Körner im Ganzen verzehrt werden oder fein gemahlen sind. Bei empfindlichem Magen oder Darm gilt die Regel: je feiner, desto bekömmlicher. Leider verursachen Vollkornprodukte häufig Blähungen. Probieren Sie aus, was Ihnen bekommt. Wenn Brot schlecht vertragen wird, ist manchmal die Hefe schuld. Sauerteigbrot bekommt empfindlichen Menschen meist besser als Hefebrot.

Brot und Brötchen

Bewertung	Lebensmittel	🌾	💧
★	Baguette		
★	Brötchen, hell		
★	Fladenbrot		
★★	Grahambrot	🌾	
★★	Graubrot		
★★	Graubrot mit Kleie	🌾	
★★	Knäckebrot (Roggen)	🌾	
★★	Knäckebrot (Weizen)		
★	Laugengebäck		
★	Pumpernickel	🌾	
★	Roggenbrötchen	🌾	
★★	Roggenmischbrot		
★	Roggenvollkornbrötchen	🌾	
★	Toastbrot		
★★	Vollkornbrot	🌾	
★★	Vollkornbrot mit Sonnenblumenkernen	🌾	

Bewertung	Lebensmittel	🌾	💧
★★	Vollkornbrot, mit Ballaststoffen angereichert	🌾	💧
★★	Vollkornbrötchen	🌾	
★★	Vollkornbrötchen mit Leinsamen	🌾	
★	Weißbrot		
★★	Weizenvollkornbrot	🌾	

Getreide, Mehl und Müsli

Bewertung	Lebensmittel	🌾	💧
★★	Buchweizen		
★★	Gerstengraupen		
★★	Grünkern	🌾	
★★	Hafer	🌾	
★★★	Haferflocken	🌾	
★★	Hirse	🌾	
★★	Hirseflocken		
★★	Mais	🌾	
★★★	Maisgrieß (Polenta)	🌾	
★	Maisstärke		
★	Reisstärke		
★	Reis, geschält		
★★	Reis, parboiled		
★★	Reis, ungeschält		
★★	Roggen	🌾	
★	Roggenvollkornmehl	🌾	
★★	Weizen	🌾	
★★	Weizenbackschrot, Type 1700	🌾	
★	Weizenmehl, Type 405		

Bewertung	Lebensmittel	🌾	💧
★★	Weizenmehl, Type 1050	🌾	
★★	Weizengrieß	🌾	
★★	Weizenkleie	🌾	
★★	Weizenvollkornflocken	🌾	
★★	Weizenvollkornmehl	🌾	
★★	Ballaststoff-Müesli, Schneekoppe	🌾	
★★	Bio-Amaranth Frucht-Müesli, Dr. Ritter (R)	🌾	
★★	Bircher Müesli, Dr. Ritter (R)	🌾	
★★	Corn Flakes Vollkorn & Früchte, Kellogg's	🌾	
★★	Haferfleks, Kölln	🌾	
★★	Haferkleie Flocken, Kölln	🌾	
★	Knusperflakes Müsli Honig, Kölln		
★★	Smacks, Kellogg's		
★	Tropic Müsli Vitalis, Dr. Oetker	🌾	
★★	Vital-Müesli Apfel-Haferkleie, Dr. Ritter (R)	🌾	

Teigwaren

Bewertung	Lebensmittel	🌾	💧
★★	Nudeln mit Ei	🌾	
★★★	Nudeln ohne Ei	🌾	
★★	Spätzle		
★★	Vollkornnudeln mit Ei	🌾	
★★	Vollkornnudeln mit Weizenkeimen	🌾	
★★	Vollkornnudeln ohne Ei	🌾	

Frisch und knackig

Obst und Gemüse sind ausgesprochen gesund. Sie versorgen den Organismus mit lebensnotwendigen Vitaminen, Mineralstoffen, Ballaststoffen und bioaktiven Substanzen. Beides gehört deshalb täglich auf den Speiseplan. Wer unter Magen- oder Darmbeschwerden leidet, sollte aber nur kleine Portionen verzehren. Die meisten Kohlarten sowie fast alle Mitglieder der Familie der Zwiebelgewächse (Zwiebeln, Lauch, Knoblauch) sorgen dafür, dass im Verdauungstrakt viel Gas produziert wird. Diese Gemüsesorten sind deshalb mit Vorsicht zu genießen. Tiefkühlgemüse ist eine gute Wahl. Es wird erntefrisch gefrostet und enthält noch alle wichtigen Nährstoffe. Achten Sie beim Kauf von Gemüsemischungen auf die Zusammensetzung. Häufig sind Lauch, Zwiebeln oder Kohl enthalten.

Obst

Bewertung	Lebensmittel	🌾	💧
★★	Ananas		
★★	Äpfel		
★★	Aprikosen		
★	Avocado		💧
★★★	Bananen		
★★	Birnen		
★★★	Brombeeren	🌾	
★★★	Erdbeeren		
★★★	Feigen		
★★	Grapefruit		
★★★	Heidelbeeren		
★★★	Himbeeren	🌾	

Bewertung	Lebensmittel	🌾	💧
★★★	Johannisbeeren	🌾	
★	Kirschen		
★★	Kiwi		
★★	Litchi		
★★	Mandarinen		
★★	Mango		
★	Mirabellen		
★★	Nektarinen		
★★	Orangen		
★★	Papaya		
★★	Pfirsiche		
★	Pflaumen, Zwetschgen		
★★	Quitten	🌾	
★★	Rhabarber		
★★	Stachelbeeren		
★★★	Wassermelone		
★★	Weintrauben		
★★	Zitronen		
★★★	Zuckermelone, Honigmelone		

Trockenfrüchte

Bewertung	Lebensmittel	🌾	💧
★★	Aprikosen, getrocknet	🌾	
★★	Datteln, getrocknet	🌾	
★★	Feigen, getrocknet	🌾	
★★	Pflaumen, getrocknet	🌾	
★★	Rosinen, Sultaninen	🌾	

Gemüse

Bewertung	Lebensmittel	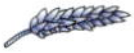	
★★★	Auberginen		
★★★	Bleichsellerie		
★★	Blumenkohl		
★★	Bohnen, grün		
★★	Brokkoli		
★★★	Chicoree		
★★	Chinakohl		
★★	Erbsen grün	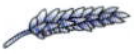	
★★★	Feldsalat (Rapunzel)		
★★★	Fenchel		
★	Grünkohl		
★★	Gurke		
★	Knoblauch		
★★★	Knollensellerie		
★★	Kohlrabi		
★★★	Kopfsalat		
★★	Kresse (Gartenkresse)		
★★★	Küchenkräuter, im Durchschnitt		
★★★	Kürbis		
★★★	Möhren		
★	Paprikaschoten		
★	Porree		
★★★	Radicchio		
★★	Radieschen		
★	Rettich		
★	Rosenkohl		
★	Rotkohl		
★★★	Schnittsalat (Pflücksalat)		

Bewertung	Lebensmittel	🌾	💧
★★	Schwarzwurzeln		
★★★	Sojasprossen		
★★★	Spargel		
★★★	Spinat		
★★★	Tomaten		
★	Weißkohl		
★★★	Zucchini		
★★	Zuckermais		
★	Zwiebeln		

Gemüseprodukte, Tiefkühlgemüse

Bewertung	Lebensmittel	🌾	💧
★	Bohnensalat, Sauerkonserve		
★★	Edler Garten Mix, Frosta		
★★	Erbsen grün, Konserve	🌾	
★★	Gewürzgurken, Sauerkonserve		
★★	Mixed Pickles		
★★	Oliven		
★★	Rahm Erbsen, Iglo	🌾	
★★	Rahm Kohlrabi, Iglo		
★★	Rahmspinat, Iglo		
★★	Rote-Beete, Sauerkonserve		
★	Rotkohl, Konserve		
★	Sauerkraut, Konserve		
★★	Senfgurken, Sauerkonserve		
★	Suppengemüse mit würziger Gemüsebrühe, Iglo		

Bewertung	Lebensmittel	🌾	💧
★★	Suppengemüse, Iglo		
★★	Tomaten, Konserve		
★★★	Wok Mix, Frosta		

Pilze

Bewertung	Lebensmittel	🌾	💧
★★	Austernpilze		
★★	Champignons		
★	Champignons, Konserve		
★★	Pfifferlinge	🌾	
★★	Shiitakepilze		
★★	Steinpilze	🌾	

Kartoffeln und Kartoffelprodukte

Bewertung	Lebensmittel	🌾	💧
★	Bratkartoffeln		
★★	Kartoffelgratin		
★★	Kartoffelklöße aus Knödelpulver halb und halb		
ϟ	Kartoffelkroketten		
★★★	Kartoffeln		
ϟ	Kartoffelpuffer		
★★	Kartoffelpüree aus Trockenprodukt		
★	Kartoffelsalat mit Mayonnaise		
★	Klöße von rohen Kartoffeln (Thüringer Klöße)		
ϟ	Pommes frites		
★★	Schupfnudeln		

Hülsenfrüchte, Sojaprodukte, Fleischersatz

Hülsenfrüchte sind sehr eiweißreich und enthalten viele Vitamine, Mineralstoffe und Ballaststoffe. Leider verursacht ihr Verzehr bei vielen Menschen Blähungen. Empfindliche Menschen sollten deshalb allenfalls geringe Mengen davon verzehren und sehr gut kauen. Tofu oder Sojamilch sind gut verträglich, obwohl sie aus Sojabohnen gemacht werden. Die blähenden Substanzen gehen bei der Herstellung der Produkte verloren.

Bewertung	**Lebensmittel**	🌾	💧
★	Dicke Bohnen (Saubohnen)	🌾	
★	Kichererbsen	🌾	
★	Kidney-Bohnen	🌾	
★	Linsen		
↯	Pasteten-Aufschnitt, Westfälische Art, Heirler (R)		
★	Sojabohnen	🌾	
↯	Sojabratlinge		💧
★★	Soja-Geschnetzeltes, Dr. Ritter (R)		
★	Sojamilch		
↯	Sojawürstchen		💧
★★	Tofu		
★	Vegetarische Lyoner, GranoVita (R)		
↯	Vegetarische Party-Würstchen, GranoVita (R)		
★	Vegetarische Wiener, GranoVita (R)		
★	Weiße Bohnen	🌾	

Nüsse und Samen

Nüsse und Samen sind sehr fettreich. Sie enthalten außerdem reichlich Ballaststoffe, Vitamine und Mineralstoffe. Da das Fett fast ausschließlich aus ungesättigten Fettsäuren besteht, sind Nüsse und Samen durchaus eine Bereicherung für den Speiseplan. Streuen Sie Sesam, Sonnenblumen- oder Kürbiskerne über Müslis oder Salate. Haselnüsse oder Mandeln können – in kleinen Mengen – auch mal zwischendurch geknabbert werden. Nüsse werden bei empfindlichem Magen manchmal schlecht vertragen. Samen sind in der Regel gut bekömmlich.

Bewertung	**Lebensmittel**
★★	Cashewnüsse
★★	Erdnüsse
★★	Haselnüsse
★	Kokosnuss
★★	Kürbiskerne
★★	Leinsamen
★★	Macadamianüsse
★★	Mandeln
★★	Maronen
★★	Mohn
★★	Paranüsse
★★	Pecannüsse
★★★	Pinienkerne
★★★	Sesam
★★★	Sonnenblumenkerne
★★	Walnüsse

Für Schleckermäuler

Sehr süß und sehr fettreich tut empfindlichen Mägen meist nicht gut. Darüber hinaus liefert Süßes fast nur leere Kalorien. Wer auf kleine Leckereien nicht verzichten möchte, muss ausprobieren, was ihm gut tut. Obstkuchen, die meisten Kekse, Süßspeisen auf Quark- oder Jogurtbasis sowie Eis werden meist gut vertragen. Zurückhaltend sollten Sie bei Hefegebäck jeder Art sein. Es ist schwer verdaulich, besonders wenn es frisch ist.

Kuchen

Bewertung	Lebensmittel	🌾	💧
★★	Apfelkuchen, gedeckt aus Mürbeteig		
★★	Apfelstrudel		
★	Bienenstich		
★★	Biskuit-Obsttorte		
★	Biskuitrolle mit Erdbeeren und Sahne		
ϟ	Blätterteig, tiefgefroren		💧
★	Dresdner Stollen		💧
★	Hefe-Teig, Wagner		
★	Käsekuchen aus Mürbeteig		
★★	Käsesahnetorte		
ϟ	Linzertorte		💧
★	Marmorkuchen		💧
★	Mokka-Buttercremetorte aus Biskuitmasse		
★★	Muffins mit Schokolade		
ϟ	Nusskuchen		💧
ϟ	Nusskuchen, Backmischung		💧
★★	Obstkuchen		
★	Sachertorte		

Bewertung	Lebensmittel	🌾	💧
ϟ	Schokoladen-Nuss-Torte aus Rührmasse		💧
★	Schwarzwälder Kirschtorte		
★	Streuselkuchen aus Hefeteig		
★★	Zwetschgenkuchen aus Mürbeteig		
ϟ	Käse-Sahne-Torte, Backmischung, Dr. Oetker		💧
★	Marmorkuchen, Backmischung, Dr. Oetker		
ϟ	Russischer Zupfkuchen, Backmischung, Dr. Oetker		💧
★	Zitronen Kuchen, Backmischung, Dr. Oetker		

Kekse und Kleingebäck

Bewertung	Lebensmittel	🌾	💧
ϟ	Berliner (Pfannkuchen)		
★	Buttergebäck aus Mürbeteig		💧
★	Butterkeks		💧
ϟ	Haferflocken-Nussgebäck		💧
★★	Löffelbiskuit		
★	Nürnberger Lebkuchen		
★	Nusshörnchen aus Hefeteig		💧
ϟ	Plundergebäck		
★★	Russisch Brot		
★★	Schoko Zwieback, Brandt		
ϟ	Schweinsohren		💧
★	Spekulatius		💧
★	Vollkornkekse	🌾	💧

Bewertung	Lebensmittel	🌾	💧
↯	Windbeutel		💧
★	Zimtsterne	🌾	💧
★★	Zwieback	🌾	

Süßigkeiten

Bewertung	Lebensmittel	🌾	💧
★★	After Eight		
↯	Bitterschokolade		
★★	Choco Crossies		
★★	Gummibärchen		
★	Hanuta		
★★	Kaugummi		
★★	Lakritze		
★	Marzipan		
↯	Marzipanschokolade		💧
★	Milch-Schnitte		
↯	Milka Tender		💧
★	Müsli-Riegel		
↯	Nougat		💧
★	Rocher		
↯	Rumkugeln		
★★	Smarties		
↯	Trauben-Nuss-Schokolade		
↯	Trüffelpralinen		💧
↯	Vollmilch-Nuss-Schokolade		💧
↯	Vollmilchschokolade		💧
★	Weinbrand-Bohne		

Bewertung	Lebensmittel		
↯	Weiße Schokolade		💧
↯	Yes		
↯	Zartbitterschokolade		💧

Desserts

Bewertung	Lebensmittel		
★★	Apfelmus, Apfelkompott		
★	Apfelpfannkuchen		
↯	Bayerische Creme		
★★	Bratäpfel mit Vanillesoße		
↯	Eiskaffee		💧
★★★	Götterspeise Himbeer, Dr. Oetker		
★★	Grießflammeri		
★	Grießpudding Vanille, Landliebe		
★	Kaiserschmarrn		
★★	Milchreis mit Zucker und Zimt		
★	Mousse au Chocolat		
★	Pfirsich Melba		
★	Pflaumenkompott		
★★	Quarkspeise mit Erdbeeren		
★★	Reisbrei		
★★	Rote Grütze		
★	Rotwein Mousse, Nestlé		
★	Sahne Pudding Schoko, Zott		
★	Sahnepudding Kakao, Landliebe		
★★	Schokoladenpudding mit Vanillesoße		
★★★	Soja Dessert Vanille oder Schoko, Vitaquell (R)		

Bewertung	Lebensmittel
ϟ	Tiramisu, Zott
★	Topfenpalatschinken (Quarkpfannkuchen)
★★	Vanillepudding
★	Zitronencreme

Eis

Bewertung	Lebensmittel
★★	Capri, Langnese
★★	Caretta Orange, Schöller
★	Chocolat Chips, Mövenpick
★★	Citronen Sorbet, Mövenpick
★	Cornetto Haselnuss, Langnese
★★	Erdbeereis
★★	Fruchteis
★	Magnum classic, Langnese
★	Mango Crème Fraîche, Mövenpick
★	Maple Walnuts, Mövenpick
★★	Milchspeiseeis
★	Nucki Erdbeer, Schöller
★	Nucki Nuss, Schöller
★	Panna Cotta „Gelateria", Eismann (H)
★	Sahne-Tiramisu, Premiumrolle, Langnese
★	Schokoladeneis
★	Vanilleeis
★	Vanilleeis mit Schlagsahne und Früchten
★	Viennetta, Erdbeer Jogurt, Langnese
★★	Zitroneneis

Zum Kochen und Verfeinern

Würze – süß oder pikant – gehört dazu. Scharfe Gewürze, Saucen oder Dips tun bei Magenbeschwerden nicht gut. Paprika, scharfer Senf, Meerrettich oder Knoblauch können die Bildung von Magensäure anregen. Bei Magenschleimhautentzündung oder Geschwüren sollten diese Gewürze deshalb nicht zum Einsatz kommen. Kümmel, Koriander oder Fenchel hingegen wirken sich positiv auf die Verdauung aus. Auch Süßes gilt als Säurelocker. Deshalb wichtig: sparsam würzen und „magenfreundliche" Kräuter und Gewürze bevorzugen.

Süßungsmittel

Bewertung	Lebensmittel
★★	Ahornsirup
★★	Apfelkraut, ungesüßt
★★	Birnenkraut, ungesüßt
★	Brauner Zucker
★	Fruchtzucker
★★	Honig
★★	Süßstoffe (Acesulfam, Cyclamat, Saccharin)
★	Traubenzucker
★	Zucker

Gewürze und Würzmittel

Bewertung	Lebensmittel
★	Fleischbrühe, Brühwürfel
★★	Gemüsebrühe (gekörnt) aus Hefeextrakt
★★★	Gewürze, mild (z.B. Muskat, Vanille, Zimt)

Bewertung	Lebensmittel	🌾	💧
★	Gewürze, scharf (z.B. Cayennepfeffer, Rosenpaprika)		
★★	Hühnerbrühe (gekörnt)		
★★★	Kräuter, getrocknet		
★★	Kräutersalz		
★	Maggi		
★	Meerrettich		
↯	Meerrettich Gourmet Sahne, Thomy		💧
★★	Obstessig		
★★	Senf, mittelscharf oder süß		
★	Senf, scharf		
★	Sojasoße		
★	Tabasco		
★★	Tomatenmark		
★	Weinessig		
★★	Worcestersoße		

Diverse Koch- und Backzutaten

Bewertung	Lebensmittel	🌾	💧
★★	Agar-Agar		
★★	Backpulver		
★★	Gelatine		
★	Hefe		
★★	Kakaopulver		💧
★	Kokosraspeln	🌾	💧
★★	Tortengusspulver		
★★	Vanillinzucker		

Fertigprodukte

Fertigprodukte füllen inzwischen immer mehr Regale im Supermarkt. Vom kompletten Menü bis zur getrockneten Salatkräutermischung ist für jeden Anlass und Geschmack etwas dabei. Wer auf bestimmte Lebensmittel oder Zutaten empfindlich reagiert, sollte vor dem Kauf unbedingt die Zutatenliste lesen. Je weiter vorne eine Zutat steht, desto mehr ist davon enthalten. So können Sie abschätzen, ob Sie das Produkt vertragen können. Eine Garantie ist das jedoch nicht, Sie müssen leider immer ausprobieren, was Ihnen bekommt. Ergänzen Sie die schnellen Mahlzeiten mit frischem Gemüse, Salat oder Obst.

Suppen

Bewertung	Lebensmittel	(Getreide)	(Tropfen)
★	Alpenländer Käsecreme Suppe, Knorr Feinschmecker		
↯	Brokkolicreme Suppe, Knorr activ		(Tropfen)
★★	Buchstaben Suppe, Knorr Suppenliebe		
★★	Buchweizen-Suppe, Cenovis (R)		
★★	Chinesische Nudel-Suppe, Knorr activ		
★	Fränkische Grünkerncreme-Suppe, Knorr Feinschmecker		
★★	Gemuse-Nudel-Suppe, Maggi Suppen Mahlzeit		
★★	Gulaschsuppe, Konserve		
★★	Hühnersuppe mit Nudeln, Maggi Meisterklasse Suppe		
★	Karottencremesuppe, Cenovis (R)		
★	Kartoffel-Lauch Cremesuppe, Erasco		

Bewertung	Lebensmittel	🌾	💧
★★	Kartoffelsuppe 2 x 2 Teller instant, Pfanni		
★	Kartoffel-Suppe mit Kräutern und Croutons, Pfanni		
★	Rindfleisch-Suppe mit Nudeln, Knorr Suppenliebe		
★	Rindsbouillon mit Croutons, Maggi Heißer Becher		
★	Serbische Bohnensuppe, Konserve		
★	Spargelcremesuppe, Maggi Meisterklasse Suppe		💧
★★	Spargel-Suppe, Knorr Suppenliebe		
★★★	Tomaten Mozzarella Suppe mit Nudeln und Basilikum, Knorr activ		
★	Tomatencreme mit Croutons, Maggi Heißer Becher		
★★	Tomatensuppe mit Reis, Maggi Meisterklasse Suppe		
↯	Waldpilzcreme Suppe, Maggi Meisterklasse Suppe „Gourmet Rezept“		💧
★	Zwiebelsuppe, Knorr Feinschmecker		

Saucen, Dips und Dressings

Bewertung	Lebensmittel	🌾	💧
★★	Barbecue-Grillsoße		
↯	Béchamelsauce, Les Sauces,Thomy		💧
★★	Bolognese, Knorr Tomato al Gusto		
★	Buttermilch Dressing, Kraft		

Bewertung	Lebensmittel	🌾	💧
★	Champignon Rahm Sauce, Knorr Feinschmecker		
★★	Curryketchup		
ϟ	French-Dressing, Fertigprodukt		💧
★★★	Gartenkräuter Dressing, Kraft		
ϟ	Hollandaise, Les Sauces, Thomy		💧
ϟ	Jogurt-Salat-Creme, Thomy		💧
ϟ	Mayonnaise leicht		💧
ϟ	Mayonnaise, 80% Fett		💧
★	Picante, Knorr Tomato al Gusto		
ϟ	Remoulade		💧
★	Salatcreme Miracel Whip Balance		
ϟ	Salatcreme, 25% Fett		💧
★★	SalatFix Balsamico, Kühne		
★	SalatFix Jogurt, Kühne		
ϟ	Salatmayonnaise, 50% Fett		💧
★	Salsa al Funghi, Buitoni Saucen		
ϟ	Salsa Pesto alla Genovese, Buitoni Saucen		💧
★★	Sauce Basilico, Knorr Spaghetteria		
ϟ	Sauce Hollandaise mit Frühlingskräutern, Knorr Feinschmecker		💧
★	Sauce Peperoni, Knorr Spaghetteria		
★★	Schaschliksoße		
ϟ	Thousand-Island-Salatdressing		💧
ϟ	Tofunaise Feinkost-Salatcreme, Heirler-Cenovis (R)		💧
★★	Tomatenketchup		
★	Tzatziki, Kraft		

Fertiggerichte und Snacks

Bewertung	Lebensmittel	🌾	💧
★★	Asiatische Gemüse Pfanne, Frosta		
★★	Bolognese - Pasta in Fleisch- und Tomaten Sauce, Knorr Spaghetteria		
★	Bratkartoffeln herzhaft & knusprig, Pfanni		
★	Brokkoli-Käse-Medaillons, Eismann (H)		
★★	Bruschetta Pomodori, Eismann (H)		
★	Carbonara-Rollini mit Sahne und Speck, Maggi Pastaria		
★	Chili con carne, Erasco		
★	Deftiger Erbsentopf mit Speck, Knorr Suppenliebe		
★	Deftiger Kartoffeltopf mit Röstzwiebeln und Speck, Knorr Suppenliebe		
↯	Elsässer Flammkuchen, Wagner		💧
★★	Fischer Pfanne Portofino, Frosta		
★	Fischer Pfanne Westerland, Frosta		
★	Fisch-Frikadellen Büsumer Art, Frosta		
★	Fischpfanne „Alaska", Eismann (H)		
★	Fischstäbchen, paniert		
★	Gefüllte Paprikaschoten, Erasco		
★	Gemüse-Nudel-Pfanne „Toskana", Eismann (H)		
★	Gyros Pfanne, Frosta		
★★	Hackfleisch-Nudelpfanne, Maggi Wirtshaus		
★	Hacksteaks, Erasco		
★★	Hühner-Reistopf, Erasco		
↯	Intermezzo Schinken-Sauerrahm, Teigschiffchen, Dr. Oetker		💧
★★	Italienische Gemüse Pfanne, Frosta		

Bewertung	Lebensmittel	🌾	💧
★★	Italienischer Tomaten-Nudeltopf, Erasco		
★★	Kabeljaufilet in heller Sauce mit Petersilienkartoffeln, Du darfst		
★	Kohlrouladen, Eismann (H)		
★	Königsberger Klopse, Erasco		
★★	Lasagne Bolognese, Bofrost (H)		
★	Lasagne Verdi, Eismann (H)		
★	Leberknödel, Konserve		
★	Linsen-Eintopf mit Speck, Maggi Suppen Mahlzeit		
ϟ	Party-Häppchen Provencal, Eismann (H)		💧
★	Pilz-Tagliatelline in cremiger Pilz-Sauce, Maggi Pastaria		
ϟ	Pizza Amerikanische Art, Cheese & Onion, Wagner		💧
★	Pizza Salami, Bistro Mikrowellensnack, Iglo		
ϟ	Pizza Texas, Big Big Americans, Dr. Oetker		💧
ϟ	Pizza Tonno, Eismann (H)		💧
★★	Putenfleisch in Salbeisauce, Du darfst		
ϟ	Quiche Lorraine, Wagner		💧
★	Rindergulasch mit Rotkohl und Nudeln		
★	Rindfleisch-Nudeltopf, Erasco		
★	Schlemmer-Filet à la Bordelaise, Iglo		💧
★★	Schlemmer-Filet Gemüsegarten, Iglo		
★	Schwäbische Käse-Spätzle, Maggi Wirtshaus		
ϟ	Seemanns-Schmaus, Iglo		💧

Bewertung	Lebensmittel	🌾	💧
★★	Semmel-Knödel in Kochbeuteln, Pfanni		
★	Spaghetti Bolognese, Maggi 5 Minuten Terrine		
★	Spaghetti Carbonara mit Sahne und Speck, Knorr Spaghetteria		
★	Speck-Knödel in Kochbeuteln, Pfanni		
★★	Tagliatelle Frutti di Mare, Frosta		
★	Vegetale - Pasta in Gemüse-Tomaten Sauce, Knorr Spaghetteria		

Herzhafte Brotaufstriche und Feinkostsalate

Bewertung	Lebensmittel	🌾	💧
★★	Apfel-Sellerie Brotaufstrich mit Jogurt, GranoVita (R)		
↯	Bertolli Brotaufstrich		💧
★	Bio Streichfein Kräuter, Heirler (R)		💧
★	Brotaufstrich 24%, Du darfst		💧
★	Brunch, Paprika Peperoni		
★	Der andere Genuss – wie Geflügelsalat „Asiatische Art", Heirler (R)		💧
★	Der andere Genuss – wie Rindfleischsalat „Teufelsalat Art", Heirler (R)		
★	Eiersalat mit Käse und Wurst		
↯	Fleischsalat		💧
★★	Geflügelsalat, Du darfst		

Bewertung	Lebensmittel	🌾	💧
★	Geflügelsalat mit Ananas und Pilzen		
★	Gemüsesalat mit Mayonnaise		
★	Hefeaufstrichpaste mit Champignons		
★	Heringssalat mit Roten Beeten und Äpfeln		
↯	Holstener Liesel, GranoVita (R)		💧
★	Krabbensalat, Du darfst		
★★	Meeresfrüchte-Cocktail mit Balsamico		
↯	Pflanzliches Schmalz mit Zwiebeln und Äpfeln, Vitaquell (R)		💧
★	Rindfleischsalat mit Essigmarinade		
★	Salat Mexico, Vitaquell (R)		
★	Tartex vegetabile Pastete Delikatess (R)		
★	Tofupastete „Italiana“, GranoVita (R)		
★★	Tunfischsalat mit Tomaten		
↯	Vegetarischer Fleisch-Salat, Vitaquell (R)		💧
★	Waldorfsalat mit Mayonnaise		

Süße Brotaufstriche

Bewertung	Lebensmittel	🌾	💧
★★	Konfitüre, diverse Sorten		
★	Nuss-Nougat-Creme		💧
★	Mandelmus	🌾	💧
★	Streichfein Schoko & Nuss, Heirler (R)		💧

Durstlöscher

Wasser und Kräutertee sind die besten Getränke bei Magen- oder Darm-Empfindlichkeit. Beim Mineralwasser sollten Sie kohlensäurearme oder –freie Sorten bevorzugen. Denken Sie daran, dass viele Kräutertees pflanzliche Medizin sind, dies gilt besonders für „Magen-Darm-Tee“ oder „Verdauungstee“. Wechseln Sie deshalb regelmäßig die Sorte oder bevorzugen Sie Mischungen, die als „Haustee“, „Gute-Laune-Tee“ o.ä. bezeichnet sind. Diese Mischungen können auch über einen längeren Zeitraum unbedenklich getrunken werden. Früchtetee, Kaffee und Tee (schwarz oder grün) kann bei empfindlichen Menschen Probleme machen, es muss aber nicht sein. Alkoholisches ist bei Magen- oder Darmerkrankungen generell nicht empfehlenswert.

Alkoholfreie Getränke

Bewertung	Lebensmittel
★★	Apfelsaft
★	Bitter Lemon
★	Cappuccino
★	Cola Mix
★	Colagetränke
★★	Colagetränke, light
★	Früchtetee
★★★	Fruchtsaftschorle
★★	Gemüsesaft
★	Kaffee
★★★	Kräutertee
★	Limonade
★★	Malzkaffee, Kaffee-Ersatz

Bewertung	Lebensmittel
★★	Mate-Tee
★	Mineralwasser, kohlensäurehaltig
★★★	Mineralwasser, medium oder still
★★★	Möhrensaft
★	Orangennektar
★★	Orangensaft
★	Pfirsichnektar
★★	Tee, grün und schwarz
★★	Tomatensaft
★★	Traubensaft

Alkoholische Getränke

Bewertung	Lebensmittel
↯	Bier
★★	Bier, alkoholfrei
↯	Cognac und Weinbrand
↯	Eierlikör
↯	Glühwein
↯	Klare Branntweine (klare Spirituosen)
★	Malzbier
↯	Rotwein
↯	Rum
↯	Sekt und Champagner
↯	Sherry
↯	Wein-Schorle
↯	Weißwein trocken
↯	Whisky

Fürs Frühstück

Ein gesundes Frühstück sorgt für einen guten Start. Wer gut frühstückt, kann sich besser konzentrieren und wird nicht so schnell schlapp. Ein Müsli mit Jogurt oder Milch, frischen Früchten und Getreideflocken ist zwar sehr gesund, wird bei Magen- oder Darmbeschwerden aber nicht immer gut vertragen. Probieren Sie aus, was Ihnen gut tut.

Bewertung	Lebensmittel		
★	Butter		💧
↯	Camembert, 60% F.i.Tr.		💧
★★	Cornflakes mit Milch und Zucker		
★	Cornflakes mit Zucker/Honig geröstet		
★	Erdnussmus	🌾	💧
★★	Früchte-Müsli	🌾	
★★	Frühstücksdrink Früchtefrühstück, Schwartau		
★★	Frühstücksdrink Nutristart, Campina		
★★	Gekochter Schinken		
★	Halbfettbutter, Du darfst		💧
★	Kaffee		
★★	Konfitüre, diverse Sorten		
★★★	Kräutertee		
★	Margarine		💧
★★	Mehrkornflocken mit Zucker/ Honig geröstet	🌾	
★	Mischbrot mit Butter und Salami		💧
★★	Müsli mit Milch, Zucker und Obst		
★	Nuss-Nougat-Creme		💧
★	Rührei mit Speck		

Bewertung	Lebensmittel		
★	Schoko-Müsli	🌾	
★	Tee (schwarz oder grün)		
★★	Tropic Müsli Vitalis, Dr. Oetker	🌾	
★★	Vollkornbrot mit Butter und Marmelade	🌾	
★	Weißbrot mit Butter und Schnittkäse		💧

Unterwegs und zwischendurch

Unterwegs, in der Pause oder auch am Abend vor dem Fernseher greifen viele zu kleineren oder größeren Snacks. Hier lauern viele Kalorien und viel Fett. Gefährlich ist auch, dass so mancher Imbiss nebenbei und viel zu schnell gegessen wird. Leider liegt ein Imbiss, der nicht gut gekaut wird, häufig schwer im Magen. Dies gilt besonders, wenn er gebraten oder frittiert ist.

Imbiss und kleine Snacks

Bewertung	Lebensmittel		
★	Baguette mit gek. Schinken, Käse, Salat, Tomate		
ϟ	Big Mäc, McDonald's		💧
ϟ	Bratwurst		💧
★	Cheeseburger		
★★	Clubsandwich mit Tomaten und Mozzarella		
ϟ	Croissant aus Blätterteig		💧

Bewertung	Lebensmittel	🌾	💧
★	Currywurst mit Curryketchup und Brötchen		
★	Döner		
↯	Fischmäc, McDonald's		💧
↯	Frikadelle mit Pommes frites und Tomatenketchup		
★★	Fruchtschnitte Aprikosen, GranoVita (R)		
★★	Fruchtschnitte Multifrucht Exotik, Schneekoppe		
↯	Gemüse Mäc, McDonald's		💧
★	Hamburger		
★	Lachsbrötchen		💧
★★	Milch-Schnitte		
★	Müslix, Kellogg's		
↯	Pommes frites mit Ketchup		
↯	Pommes frites mit Mayonnaise		
↯	Schinkenhörnchen aus Blätterteig		💧
★	Wiener Würstchen mit Kartoffelsalat und Senf		

Zum Knabbern

Bewertung	Lebensmittel	🌾	💧
↯	Erdnussflips		💧
↯	Kartoffelchips		💧
↯	Käsegebäck aus Blätterteig		💧
★★	Kräcker		
↯	Pistazien, geröstet und gesalzen		💧
★★	Salzstangen		
★	Studentenfutter mit Erdnüssen	🌾	💧

Restaurant und Kantine

In Restaurant und Kantine wird anders gekocht als zu Hause, vor allem in Sachen Fett. Restaurantköche gehen meist großzügig mit Butter, Öl oder Sahne um. Fleisch und Fisch wird überwiegend gebraten, auch Gemüse oder Nudeln werden vor dem Servieren oft in Fett geschwenkt oder kurz angebraten. Ein empfindlicher Magen kommt da nicht gut zurecht. Zum Glück finden sich auf vielen Speisekarten auch gut verträgliche Speisen, die vielleicht nicht auf den ersten Blick als solche erkennbar sind. Fragen Sie deshalb unbedingt schon vor der Bestellung nach, wie die Speisen zubereitet werden, damit Sie sich unliebsame Überraschungen sparen.

Mit Fleisch und Fisch

Bewertung	Lebensmittel	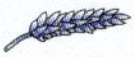	
★★	Bouillabaisse (Fischsuppe)		
★	Bratkartoffeln mit Speck und Zwiebeln		
★	Chilli con carne		
★★	Chinesische Suppe		
★	Cordon bleu vom Kalb		
★	Filetsteak mit Kräuterbutter		
★★★	Forelle blau		
★★	Gulaschsuppe		
★	Jägerschnitzel		
↯	Kabeljau, paniert		
★★	Kalbsgeschnetzeltes „Zürcher Art"		
↯	Kalbskotelett „Mailänder Art"		
★★	Kalbskotelett, natur		
↯	Kalbskotelett, paniert		

Bewertung	Lebensmittel	🌾	💧
★★	Königsberger Klops mit Kapernsoße		
↯	Krabben-Cocktail mit Mayonnaise		
★	Lachsfilet, gebraten		
★	Lasagne al forno		
★	Linsen-Eintopf mit Wurst und Spätzle		
★	Matjeshering nach Hausfrauenart		💧
↯	Musaká (Auflauf mit Auberginen und Hackfleisch)		
★★	Nizza-Salat mit Tunfisch		
★	Nudelauflauf (Makkaroni mit Schinken überbacken)		
★	Osso buco milanese		
★★	Paella		
★	Paprikaschoten mit Hackfleischfüllung in Soße		
★	Pizza frutti di mare (mit Muscheln)		
★	Pizza margherita (mit Tomaten, Mozzarella, Basilikum)		
★	Pizza quattro stagioni (mit Schinken, Pilzen, Artischocken)		
↯	Pizza salami		
★	Pizza tonno (mit Tunfisch, Sardellen, Oliven)		
★★	Rehkeule mit Preiselbeersoße		
★★	Rindergulasch „ungarisch“		
★	Schinken-Käse-Toast		
★	Schweinenieren, sauer mit Soße		
★	Schweineschnitzel, paniert		
★★★	Seelachsschnitte in Dillsoße		
★	Spaghetti alla carbonara		

Bewertung	Lebensmittel	🌾	💧
★★	Spaghetti Bolognese		
★	Speckscholle		
ϟ	Szegediner Gulasch		
★★	Tafelspitz mit Meerrettichsoße		
★	Wiener Schnitzel		
ϟ	Wurstsalat „Schweizer Art“		💧

Vegetarisch

Bewertung	Lebensmittel	🌾	💧
ϟ	Camembert, gebacken		💧
ϟ	Französische Zwiebelsuppe		
ϟ	Frühlingsrolle		💧
★	Gazpacho (spanische Gemüsesuppe)		
★★	Gemüsesuppe „italienisch“ (Minestrone)		
★	Grüne Nudeln mit Gorgonzolasoße		
★	Kässpätzle		
★★★	Kürbiscremesuppe		
★	Makkaroni „vier Käse“		
★★★	Obstsalat		
★	Omelett mit Käse		💧
★★	Risotto mit Butter und Parmesankäse		
★★	Semmelknödel		
★★★	Spargelcremesuppe		
★	Tzatziki		
★	Vollkornpizza mit Tomaten, Zwiebeln, Oliven		
★★	Zwetschgenknödel		

Außer Haus essen

Beim Essen in den eigenen vier Wänden kann jeder seine Speisen so auswählen und zubereiten, dass sie ihm gut bekommen. In Restaurant oder Kantine ist das meist schwieriger. Doch auch hier findet sich in der Regel etwas Geeignetes. Und mit der Zeit bekommen Sie Routine und sehen der Speisekarte schnell an, ob sich dahinter auch eine gut verträgliche Kost verbirgt.

Restaurant

Wer sich hin und wieder ein schönes Abendessen gönnen möchte oder aus beruflichen Gründen manchmal im Restaurant isst, muss auch bei Magen- oder Darmbeschwerden nicht darauf verzichten. Wichtig ist, mit positiver Einstellung ins Restaurant zu gehen. Wenn schon vor dem Restaurantbesuch der Gedanke aufkommt, dass nach dem Essen der Magen drücken wird, lässt es sich kaum genießen. Denn bei vielen Erkrankungen der Verdauungsorgane spielt auch die Psyche eine Rolle.

Im Restaurant sind die Portionen oft zu üppig für einen empfindlichen Magen oder Darm und auf vielen Speisekarten findet sich überwiegend Gebratenes und Frittiertes. Damit der Restaurantbesuch genussvoll und entspannend wird, sollten Sie ein Lokal wählen, von dem Sie wissen, dass eine entsprechende Auswahl angeboten wird.

Restaurantbesuch – bleiben Sie gelassen

- Gehen Sie nicht ausgehungert zum Essen. Wer mit leerem Magen ankommt, übernimmt sich leicht bei der Bestellung oder isst zu schnell.

- Scheuen Sie sich nicht, beim Kellner nachzufragen, wenn die Speisekarte hinsichtlich der Zubereitung oder einzelner Bestandteile ungenau ist.
- Kleine Änderungen – notfalls gegen Aufpreis – sind meist möglich.
- Lassen Sie sich nicht drängen oder überreden, etwas anderes zu essen oder zu trinken als das Geplante.
- Essen Sie langsam und kauen Sie gut. Legen Sie hin und wieder das Besteck weg, das fördert auch die Kommunikation.
- Salate sind prima Vorspeisen, zu viel Rohkost kann jedoch Blähungen verursachen. Wählen Sie deshalb leichtverdauliche Rohkost wie Möhren oder Sellerie sowie Blattsalate.
- Verzichten Sie auf Gurken-, Paprika- oder Kohlsalat sowie auf Salate, die mit Mayonnaise hergestellt wurden (Fleischsalat, Kartoffelsalat).
- Restaurantportionen sind häufig sehr groß, das kann einen empfindlichen Magen belasten. Fragen Sie nach einer kleineren Portion oder einem Seniorenteller, auch wenn Sie nicht zu den Senioren gehören.
- Wählen Sie öfter ein Fischgericht. Fisch ist leicht verdaulich, vor allem wenn er gedünstet oder gegrillt zubereitet wird.
- Bei Fleischgerichten sollten Sie auf panierte oder stark gebratene Stücke verzichten. Gegrilltes, nur leicht gebratenes oder gekochtes Fleisch, z.B. Tafelspitz, ist leichter verträglich.
- Eine Gemüseportion sollte immer dabei sein, idealerweise gedünstet oder im Dampf gegart.
- Kartoffeln sind eine ideale Beilage, wenn sie als Pellkartoffeln, Salzkartoffeln oder in der Folie serviert werden. Verzichten sollten Sie hingegen auf Bratkartoffeln, Pommes frites oder Kroketten.
- Ein süßer Abschluss darf natürlich sein. Wählen Sie Obstsalat, Quark- oder Jogurt-Desserts. Auch ein Eis darf es hin und wieder sein.

Gezielt auswählen

In vielen Restaurants gibt es geeignete leichte Speisen. Manchmal muss vielleicht ein Menü umgestellt oder eine andere Beilage gewählt werden. Wenn die Speisekarte gar nichts Geeignetes anbietet, sollten Sie gezielt nachfragen. Werden die Speisen frisch zubereitet, kann auch ein Sonderwunsch erfüllt werden.

Deutsche Küche

Typisch deutsche Hausmannskost ist selten leichte Kost. Viel eher denkt man an üppige Portionen, viel Gebratenes, kräftige Saucen oder Kohlgerichte. Zum Glück finden sich auch in gutbürgerlichen Restaurants zunehmend leichte Fisch- und Geflügelgerichte auf der Speisekarte. Auch die Beilagen werden leichter, da pappige Mehlsoßen immer seltener serviert werden. In Feinschmecker-Restaurants gibt es meist eine gute Auswahl an leichten Gerichten.

Vorspeisen	Leichte Rohkostsalate; Blattsalate; gebundene oder pürierte Gemüsesuppen wie z.B. Spargelcremesuppe, Kartoffelsuppe.
Hauptgerichte	Alle mageren Fleischgerichte; Hähnchenbrust; Hühnerfrikassee; Forelle blau; Schnitzel und Steak natur, sofern nicht zu stark gebraten; Spargel mit Kartoffeln und Schinken; Gulasch; Geschnetzeltes.
Beilagen	Leicht verdauliche Gemüsesorten; Blattsalate; Reis; Nudeln; Pellkartoffeln; Salzkartoffeln; Kartoffel in der Folie.
Dessert	Obstsalat; Eis, Pudding.

Italienisches Restaurant und Pizzeria

Der Italiener bietet in der Regel einige gut bekömmliche Speisen an. Bei Nudelgerichten sollten Sie rote Saucen bzw. Gemüsesaucen bevorzugen. Weiße Saucen enthalten meist viel Sahne und Käse und liegen schwer im Magen. Salat lassen Sie sich am besten ohne Dressing servieren. Machen Sie ihn selbst an, dann können Sie bestimmen, wie sauer er ist. Pizza wird häufig nicht gut vertragen. Schuld daran sind der Hefeteig und der überbackene Käse. Auch Lasagne oder andere Nudelaufläufe sind weniger gut geeignet.

Vorspeisen	Minestrone; Melone mit Schinken; Tomaten mit Mozzarella; gemischter Salat; Crostini (geröstetes Brot).
Primi Piatti und Hauptgerichte	Spaghetti napoli; Nudeln mit Gemüsesaucen; Nudeln mit Fisch oder Meeresfrüchten; Gnocchi mit Tomaten- oder Gemüsesauce; Ravioli mit Spinat oder Frischkäsefüllung; Risotto; gegrillter Fisch oder gegrilltes Fleisch mit Kartoffeln und Gemüse.
Desserts	Obst; Obstsalat; kleines Milch- oder Fruchteis.

Asiatisches Restaurant

Asiatische Küche gilt als gesund. Viele Gerichte im chinesischen, japanischen oder thailändischen Restaurant sind auch im Rahmen einer leichten Kost gut geeignet. Speisen, die gebackenen Fisch oder frittiertes Gemüse enthalten, sowie Frühlingsrollen sollten Sie jedoch meiden. Auch Entengerichte sind sehr fettreich und deshalb schwer verdaulich. Scharfe Gerichte sind ebenfalls nicht empfehlenswert.

Gut geeignet	
Vorspeisen	Hühnersuppe mit Gemüse; Nudelsuppen.
Hauptgerichte	Gerichte aus dem Wok (Gemüse, Fleisch oder Fisch); Reis- oder Glasnudeln mit Gemüse, Fleisch oder Fisch (sofern nicht gebacken); Gemüse-, Geflügel- oder Fisch-curry; Gedämpftes Gemüse; Gedämpfter Fisch.
Desserts	Obst; Obstsalat; kleines Eis.

Einladungen

Auch wenn Sie nur leichte Kost zu sich nehmen möchten, Einladungen zum Essen oder zu Festen müssen Sie nicht ablehnen. Informieren Sie Ihre Gastgeber kurz darüber, dass Sie auf Ihre Ernährung achten und bestimmte Speisen nicht vertragen können; am besten schon dann, wenn Sie die Einladung annehmen. Gute Freunde haben Verständnis und bieten sicher etwas Geeignetes an. Vielleicht können Sie selbst etwas Passendes beisteuern.

Wenn Sie selbst Gastgeber sind, dann können Sie vorsorgen. Ihren Gästen wird nichts fehlen, wenn Sie nur die Speisen anbieten, die Ihnen gut tun. Sorgen Sie außerdem dafür, dass immer genügend Wasser und andere alkoholfreie Getränke angeboten werden. Bieten Sie statt Chips doch mal frisches Obst an, am besten in Häppchen. Auch Grissini, die italienischen Knabberstangen, sind fettarm und gut verträglich. Nicht immer muss sich alles ums Essen drehen. Natürlich können Sie Geschäftsfreunde nicht zum Spieleabend einladen. Gute Freunde jedoch schon.

Unterwegs und zwischendurch

Unterwegs sollte das Essen nicht zur bloßen Kalorienversorgung geraten. Ein hastig verschlungener Snack bringt kein Wohlbefinden, oft nicht mal ein Gefühl der Sättigung. Es dauert nämlich eine gewisse Zeit, bis der Magen dem Gehirn mitteilt, dass er gefüllt ist. Die besten Speisen für Magen und Darm sind die, die in Ruhe und angenehmer Atmosphäre gegessen werden. Wenn wirklich keine Zeit zum Essen bleibt, kann es sinnvoller sein, nur etwas Nahrhaftes zu trinken, beispielsweise einen Trinkjogurt, eine Fruchtbuttermilch oder einen Fruchtsaft.

Versuchen Sie ein wenig zu planen, damit unterwegs kein Heißhunger aufkommt. Vielleicht lassen sich Termine so legen, dass genügend Zeit für einen Imbiss bleibt. Konzentrieren Sie sich auf das Essen und kauen Sie gut. Essen Sie nicht achtlos nebenbei. Damit Sie nicht ausgehungert beim nächsten Imbiss stoppen, sollten Sie immer einen gesunden Snack in der Tasche haben. Gut geeignet sind: Jogurt, Obst, Fruchtschnitte oder ein belegtes Brötchen. Ein Getränk gehört ebenfalls ins Gepäck: Wasser, Kräutertee – im Sommer auch gekühlt – oder Fruchtsaftschorle sind geeignete Durstlöscher.

Bei der Arbeit

Am Schreibtisch nebenbei ein Müsliriegel, in der Mittagspause schnell eine Currywurst, am Nachmittag ein Glas Sekt und ein paar Häppchen beim kleinen Umtrunk mit Kollegen, kommt Ihnen das bekannt vor? Auch wenn der Arbeitsalltag manchmal stressig ist und ein Termin den anderen jagt, ein bißchen Zeit fürs Essen muss sein. Denn was hastig oder nebenbei gegessen wird, bekommt Magen oder Darm selten gut. Überlegen Sie mal, was Sie in den letzten Tagen während der Arbeit gegessen haben und wie Sie es gegessen haben. Neben der Arbeit, mit Kollegen in der Kantine, im Auto unterwegs zwischen zwei Terminen? Vielleicht denken Sie jetzt, zu Hause kann man gewisse Regeln einhalten oder bestimmte Speisen meiden, aber außer Haus ist es zu schwierig. Es geht, aber eine kritische Bestandsaufnahme der Gewohnheiten und ein wenig Planung müssen schon sein.

In der Kantine

Ein gemeinsames Essen mit den Kollegen lockert den Arbeitsalltag auf. Schön, wenn es eine gute Kantine gibt. Doch hier gibt es wahrscheinlich nicht nur leichte Kost. Nehmen Sie sich Zeit, um das Angebot der Kantine in aller Ruhe zu studieren und kritisch unter die Lupe zu nehmen. Informieren Sie sich über die Zubereitung der Speisen, damit Sie sicher gehen können, dass Sie das ausgewählte auch vertragen. Leichte Kost und kleine Portionen erleichtern nach der Pause den Wiedereinstieg in die Arbeit. Ein üppiges fett- und eiweißreiches Essen liegt schwer im Magen. Die anstrengende Verdauungsarbeit entzieht dem Kopf wertvolle Energie. Die Folge: Müdigkeit und Konzentrationsschwierigkeiten. Wenn die Mittagspause nicht allzu knapp bemessen ist, reicht es vielleicht noch für einen kleinen Spaziergang. Vor allem im Winter ist es für Berufstätige die einzige Möglichkeit ein paar Sonnenstrahlen einzufangen.

Kantinenessen – so wird es leicht

- Wenn es ein Salatbuffet gibt, nutzen Sie es. Wählen Sie leicht bekömmliche Rohkost- und Blattsalate aus.
- Gebundene Suppen (z.B. Gemüsecremesuppen) sind meist besser verträglich als Fleischbrühen.

- Viele Fleischstücke sind stark angebraten. Bevorzugen Sie geschmortes oder gekochtes Fleisch.
- Wählen Sie öfters Fischgerichte – am besten gedünstet oder gegrillt.
- Greifen Sie bei Pellkartoffeln, Reis oder Nudeln zu.
- Kein Essen ohne Gemüse – achten Sie jedoch auf geeignete Sorten, wie Möhren, Fenchel, Sellerie oder Brokkoli.
- Aufläufe und überbackene Speisen sind manchmal schwer verdaulich. Hier sollten Sie zurückhaltend sein.
- Lassen Sie Paniertes und Frittiertes wie Pommes, Kroketten oder Rösti links liegen.
- Beim Dessert greifen Sie am besten zu Quarkspeisen, Jogurt, Pudding oder Obst.
- Trinken Sie reichlich zum Essen, am besten stilles Mineralwasser.

Selbstversorgung

Wenn es im Betrieb keine Kantine gibt, dann haben Sie wahrscheinlich schon verschiedene Varianten der Selbstversorgung ausprobiert. Wer in der Stadt arbeitet, findet dort meist Imbiss-Stände, Schnellrestaurants oder Restaurants mit Mittagstisch. Imbiss und Schnellrestaurant bieten selten leichte Kost an, sondern viel Gebratenes und Frittiertes. Die bessere Variante ist häufig das Selbstgemachte. Zugegeben, das macht ein bißchen Arbeit, bei guter Planung hält sich der Zeitaufwand jedoch in Grenzen. Planen Sie bei der Zubereitung des Abendessens schon das Mittagessen für den nächsten Tag ein. Wenn es Nudeln oder Reis gibt, kann man einfach die entsprechende Menge mehr kochen und für den nächsten Tag einen Nudel- oder Reissalat zubereiten.

Täglich ein warmes Essen – das muss nicht unbedingt sein. Eine gute Versorgung mit allen wichtigen Nährstoffen ist mit kalten und warmen Speisen gleichermaßen möglich. Wer

Reissalat orientalisch (1 Portion)

60 g Naturreis und 1 TL Sultaninen in 1/8 l Hühnerbrühe aufkochen, bei schwacher Hitze und geschlossenem Deckel etwa 35-40 Minuten ausquellen, dann abkühlen lassen. 50 g gekochte Hähnchen- oder Putenbrust in Streifen schneiden, 1 Möhre grob raspeln, 1 Stange Staudensellerie in feine Scheiben schneiden. Für das Dressing 1 TL Sonnenblumenöl, 1 EL Zitronensaft, 1 EL Orangensaft, Salz, Pfeffer, 1 Prise Zimt und 2 Prisen gemahlenen Kreuzkümmel verrühren. Reis mit Fleisch, Gemüse und Dressing mischen. Mindestens eine Stunde durchziehen lassen.

mittags nur Brote und Salat zu sich genommen hat, der möchte vielleicht am Abend ein warmes Essen genießen. Doch hier ist ein wenig Vorsicht geboten. Denn allzu leicht fällt das Essen üppig aus. Am Abend sollten Sie jedoch nur kleine Mengen und besonders leicht verdauliche Speisen zu sich nehmen. Wenn möglich, machen Sie nach dem Abendessen noch einen kleinen Verdauungsspaziergang.

Nicht nur belegte Brote

- Belegen Sie Brote nicht schon am Abend. Nehmen Sie Brot und Belag getrennt mit. Beides bleibt in Frischhaltefolie oder einer gut schließbaren Dose frisch.
- Peppen Sie Ihre Brote kurz vor dem Verzehr mit Gurkenscheiben, Tomaten oder Salatblättern auf. Das bringt Frische und Vitamine.
- Variieren Sie beim Brotbelag: Schnittkäse und Camembert, magerer Schinken, Putenschinken, Kräuterquark oder pflanzliche Brotaufstriche sind gut geeignet.
- Salat lässt sich gut mitnehmen. Er muss jedoch im Kühlschrank aufbewahrt werden. Nehmen Sie Salat und Dres-

sing immer getrennt mit. Gut geeignet sind Blattsalate, Möhren, Kohlrabi, Fenchel, Tomaten oder Gurken. Das Gemüse können Sie gut am Abend schon zerkleinern. In einer gut verschließbaren Box hält es sich frisch. Auch das Dressing lässt sich gut vorbereiten.

- Sattmacher-Salate wie Nudel-, Reis- oder Kartoffelsalat bringen Sie ebenfalls gut durch den Arbeitstag. Ergänzen Sie die Salate immer mit Gemüse und frischen Kräutern.
- Planen Sie Zwischenmahlzeiten ein. Das kann ein Stück Obst, ein belegtes Brötchen, ein Jogurt oder Quark sein.
- Vergessen Sie das Trinken nicht. Wasser, Fruchtsaftschorle und Kräutertee sind ideal.
- Kaffee und (schwarzer) Tee sind keine Getränke, sondern Genussmittel. Überdies bekommen sie einem empfindlichen Magen nicht.
- Denken Sie an ein Dessert: Jogurt, Quark oder frisches Obst bilden einen guten Abschluss.

Möhrenquark

200 g Möhren schälen, in Stücke schneiden und in wenig Gemüsebrühe ca. 10 Minuten dünsten. Brühe abgießen, abkühlen lassen. 100 g Speisequark (Magerstufe oder 20% Fett) mit 1 TL Öl verrühren. Möhren pürieren, mit Quark mischen, 1 EL gehackte Kräuter (z.B. Petersilie, Kerbel) dazugeben und mit Salz, Pfeffer und Muskat abschmecken.

Feiern mit Kollegen

Unter guten Kollegen wird auch mal gefeiert. Ein Geburtstag, ein guter Geschäftsabschluss – einen Grund gibt es immer. Die Kuchenrunde oder der kleine Umtrunk müssen Magen oder Darm nicht belasten.

- Kuchen kann je nach Sorte ziemlich viel Fett enthalten. Wählen Sie einfache Obstkuchen ohne Sahne, Quarkkuchen oder Muffins.
- Vorsicht bei frischem Hefegebäck. Der Genuss kann leicht zu Blähungen führen.
- Teilen Sie sich ein Stück Kuchen mit einer Kollegin oder einem Kollegen, wenn Ihnen die Stücke zu groß sind.
- Schinkenhörnchen oder andere Blätterteigteilchen sollten Sie liegen lassen. Sie sind sehr fettreich und schwer verdaulich.
- Bei belegten Brötchen oder Häppchen wählen Sie am besten solche mit Schinken, Frischkäse oder anderem leichten Belag.
- Vorsicht bei Knabbereien: Chips und Flips enthalten viel Fett und sind daher wenig bekömmlich. Besser: Salzstangen, Salzbrezeln, Cracker und Grissini.

Himbeer-Muffins

120 g Weizenvollkornmehl, 100 g Weizenmehl (Type 405), 2 TL Backpulver, 1/4 TL Natron, 1/2 TL Zimt und 50 g gehackte Mandeln gut mischen. In einer anderen Schüssel 1 Ei, 100 g Butter oder Margarine, 120 g Zucker und 200 ml Buttermilch verrühren. Die trockenen mit den feuchten Zutaten gut mischen, Dann 150 g frische Himbeeren vorsichtig unterheben. Teig in gefettete Muffinförmchen geben und im vorgeheizten Backofen bei 180 °C (Umluft 160 °C) 20-25 Minuten backen. Muffins in der Form 5 Minuten auskühlen lassen, dann erst herausnehmen.

Selbst kochen

Kochen entspannt und macht Laune. Betrachten Sie Kochen nicht länger als lästiges Übel, sondern als schönen Zeitvertreib. Laden Sie doch mal Freunde zum gemeinsamen Kochen ein. Manchmal bietet es sich an, gleich auf Vorrat zu kochen und eine oder zwei Portionen einzufrieren. Wenn es dann mal schnell gehen muss, können Sie zum selbstgemachten Fertiggericht greifen. Wenn Sie wirklich weder Zeit noch Lust haben, tut es auch ein Fertiggericht, aber das richtige.

Küchentipps für Einsteiger

Das selbst gekochte Essen soll in erster Linie gut schmecken und gute Laune machen. Es soll aber auch satt machen, den Körper mit den wichtigsten Nährstoffen versorgen und möglichst gut bekömmlich sein. Damit Genuss und Gesundheit stimmen, hier ein paar Grundregeln.

So frisch wie möglich

Obst und Gemüse enthält am meisten Vitamine und bioaktive Stoffe, wenn es ganz frisch verwendet wird. Verwelktes Gemüse sollten Sie liegen lassen. Dann ist Tiefkühlgemüse die bessere Wahl. Richten Sie sich beim Einkauf nach den Jahreszeiten und achten Sie auf die Angebote der Saison. Obst und Gemüse sind dann günstiger, schmecken besser und enthalten mehr wertvolle Vitalstoffe.

Kurz und nährstoffschonend lagern

Licht, Sauerstoff und Wärme schaden den meisten Vitaminen. Wenn Sie es zu Hause lagern müssen, sollte die Aufbewahrung kühl und dunkel erfolgen. Die meisten Gemüsesorten lassen sich gut verpackt in einem Frischhaltebeutel oder einer Kunststoffbox im Kühlschrank aufbewahren. Ausnahmen: Tomaten, Paprika und Gurken. Auch Zitrusfrüchte, Bananen, Zwiebel und Knoblauch gehören nicht in den Kühlschrank.

Sorgsam waschen und putzen

Viele Vitamine und bioaktive Stoffe liegen direkt unter der Schale. Äpfel, Birnen, Tomaten oder Zucchini werden deshalb am besten mit der Schale gegessen. Schälen oder zerkleinern Sie Obst und Gemüse erst nach dem Waschen. Wenn Obst und Gemüse lange im Wasser liegen, werden wasserlösliche Inhaltsstoffe herausgelöst und mit dem Waschwasser weggeschüttet.

Erst direkt vor der Zubereitung zerkleinern

Zerkleinertes Obst und Gemüse ist besonders anfällig für die vitaminzerstörende Wirkung von Luftsauerstoff, Wärme und Licht. Deshalb sollten die Zutaten erst kurz vor dem Zubereiten klein geschnitten werden. Bereiten Sie für Rohkostsalate zuerst das Dressing zu. Erst dann werden die Salatzutaten zerkleinert.

Zutaten messen und wiegen

Wird das Öl für die Salatsauce einfach in die Schüssel gegossen, wird es häufig zu viel. Ganz abgesehen davon, dass zu viel Fett schwer im Magen liegen kann, ein ölgetränkter Salat schmeckt auch nicht. Auch Reis, Nudeln oder Kartoffeln sollten abgewogen werden. Wer nicht so häufig kocht, verschätzt sich leicht. Bleibt dann ein Rest übrig, wird er häufig einfach aufgegessen, obwohl man vielleicht schon satt ist.

Zeit sparen mit der Mikrowelle

Kleine Mengen sind in der Mikrowelle schnell gegart und die Nährstoffe werden von der schnellen Welle schonend behandelt. Ihr Haupteinsatzgebiet ist jedoch das Erwärmen und Auftauen von Speisen. Beim schnellen Aufwärmen einzelner Portionen oder Fertiggerichte ist sie unschlagbar. Vitamine bleiben besser erhalten als beim Erwärmen auf dem Herd.

Die Zubereitung ist entscheidend

Viele Lebensmittel sind von Natur aus leicht bekömmlich und werden erst durch die Zubereitung zu schwer verdaulichen Speisen. Bevorzugen Sie fettarme und schonende Garmethoden wie Dampfgaren, Dünsten, Grillen oder Garen in Alufolie.

Dünsten

Dünsten ist die ideale Garmethode für Gemüse. Dabei kommt nur wenig Wasser in einen möglichst breiten Topf und das Gemüse wird bei niedriger Temperatur und geschlossenem

Fischfilet auf Ratatouille (2 Portionen)

2-3 Tomaten häuten und würfeln, 1 kleinen Zucchino und 1/2 Aubergine ebenfalls in Würfel schneiden. 1 EL Olivenöl erhitzen, Gemüse darin andünsten, 1 TL Thymianblättchen und 1/2 TL fein gehackte Rosmarinnadeln zugeben. Bei geschlossenem Deckel etwa 10 Minuten schmoren. 250 g Fischfilet (z.B. Seelachs, Rotbarsch, Heilbutt) mit wenig Zitronensaft beträufeln, leicht salzen und pfeffern. Gemüse mit Salz, Pfeffer und Tomatenmark abschmecken. Fischfilet auf das Gemüse legen und bei geschlossenem Deckel 15 Minuten garen. Dazu Pellkartoffeln oder Naturreis servieren.

Deckel schnell gar. Gemüse ist dann leicht bekömmlich, behält seine schöne Farbe und die Vitamine werden geschont. Zu viel Wasser laugt Gemüse aus, es wird wässrig und wertvolle Inhaltsstoffe gelangen ins Wasser.

Dampfgaren

Beim Dampfgaren oder Dämpfen wird ein gut schließbarer Topf mit wenig Wasser befüllt. Gemüse oder Fisch werden in den Siebeinsatz gelegt und ziehen im Dampf gar. Bei dieser Garmethode wird kein Fett benötigt und die Vitamine bleiben optimal erhalten.

Grillen

Fleisch, Fisch und Gemüse werden auf dem Grill schnell und ohne Fett gar. Leider können sich beim Grillen verschiedene Stoffe bilden, die die Entstehung von Krebs fördern. Dazu zählen Nitrosamine, die beim Grillen und Braten von gepökelten Fleisch- und Wurstwaren entstehen, sowie Benzpyrene, die sich bilden, wenn beim Grillen mit Holzkohle Fett in die Glut tropft. Grillen Sie deshalb nichts Gepökeltes und verwenden Sie beim Holzkohlegrill immer Alufolie.

Braten

Beim Braten gilt: Je kräftiger etwas angebraten wird, desto schwerer haben es Magen und Darm. Wenn Sie braten, dann nur bei mittlerer Hitze und am besten in einer beschichteten Pfanne, so kommen Sie mit wenig Fett aus. Verwenden Sie zum Braten Öle, die hoch erhitzt werden können, z.B. Raps-, Sonnenblumen- oder Sojaöl. Auch mit Margarine kann gebraten werden. Diese sollte dann mindestens 80 Prozent Fett enthalten. Für größere Braten eignet sich ein Römertopf. Geben Sie Kräuter und Gemüse dazu, das gibt Geschmack.

Vorsicht Fett

Gehen Sie beim Kochen sparsam mit Fett um, denn alles fettreiche ist schwer verdaulich. Zur Abrundung des Geschmacks kann man dann kurz vor dem Servieren wenig gutes und geschmackintensives Öl über das Gericht träufeln. Wenn Sie selbst kochen, haben Sie es in der Hand, wie viel Fett im Essen steckt. Fett sparen ist einfacher als Sie denken.

- Messen oder wiegen Sie Fett immer ab, für eine Portion Salat reicht 1 Teelöffel Öl.
- Geben Sie Öl, Margarine oder Butter erst kurz vor dem Servieren zum Gemüse.
- Verwenden Sie Salatcreme anstelle von Mayonnaise für Kartoffelsalat, Geflügelsalat oder ähnliche Salate. Sie können die Salatcreme sogar noch mit Jogurt strecken und es schmeckt immer noch.
- Schöpfen Sie sichtbares Fett von Suppen oder Saucen ab, wenn diese erkaltet sind.
- Entfernen Sie Fettränder von Fleisch und Wurst.
- Verwenden Sie saure Sahne (10% Fett) anstelle von Crème fraîche (30% Fett). Damit saure Sahne beim Erhitzen nicht gerinnt, muss sie vor dem Einrühren mit etwas Speisestärke verrührt werden.

Sesamkartoffeln (2 Portionen)

400 g kleine Kartoffeln schälen und halbieren, größere Kartoffeln vierteln. Kartoffeln mit der Schnittfläche nach oben nebeneinander auf ein Backblech (mit Backpapier) oder in eine gefettete Auflaufform legen. 1 EL Sesamsaat mit etwas Salz mischen und auf die Schnittflächen streuen. Im vorgeheizten Backofen (Ober-/Unterhitze 220 °C, Umluft 200 °C) etwa 30 Minuten backen.

Mehr Ballaststoffe

Ballaststoffe sind wichtig für eine geregelte Verdauung. Leider können sie auch Blähungen verursachen. Zum Glück ist nicht alles Ballaststoffreiche schwer verdaulich. Viele Obst- und Gemüsesorten sind leicht bekömmlich, auch Kartoffeln, Haferflocken oder Trockenfrüchte liefern Ballast ohne zu belasten. Probieren Sie aus, welche Ballaststoffe Sie gut vertragen und reichern Sie damit den Speiseplan an. Wem ganze Getreidekörner nicht bekommen, der kann vielleicht Getreideflocken oder fein gemahlenes Mehl vertragen. Wichtig ist, dass die Umstellung in ganz kleinen Schritten erfolgt, sonst rebelliert der Darm.

Apfel-Aprikosen-Müsli (1 Portion)

2 EL Vierkorn- oder Haferflocken mit 3 EL heißem Wasser übergießen (sie werden dann weicher und leichter bekömmlich). 3 getrocknete Aprikosen einweichen. 1 kleinen Apfel evtl. schälen, Kernhaus entfernen und grob raspeln. Aprikosen in Stücke schneiden. Obst mit den Flocken mischen, 2 EL Naturjogurt dazugeben und evtl. mit etwas Honig abschmecken.

Ballaststoffreich essen – so geht's

- Müsli liefert viele Ballaststoffe, dazu weitere wertvolle Nährstoffe. Wer es nicht gewohnt ist, sollte mit kleinen Portionen und feinen Flocken starten.
- Essen Sie regelmäßig Vollkornbrot. Das Getreide sollte jedoch immer fein gemahlen sein. Grobe Brote mit ganzen Körnern sind schwer verdaulich.

- Lagern Sie Vollkornbrot vor dem Verzehr mindestens einen Tag, sonst ist es schwer verdaulich.
- Sauerteig- und Backfermentbrot ist leichter bekömmlich als Hefebrot.
- Probieren Sie ab und zu Vollkornnudeln, vielleicht gemischt mit hellen Nudeln.
- Ersetzen Sie hin und wieder geschälten Reis durch Naturreis.
- Ergänzen Sie jede Mahlzeit durch eine Portion Gemüse oder Salat.
- Rohkost sollte sehr fein zerkleinert sein. Ein Jogurt- oder Buttermilchdressing macht sie besonders bekömmlich.
- Obst ist eine ideale Zwischenmahlzeit, vor allem Beeren sind sehr ballaststoffreich.
- Streuen Sie Leinsamen, Sesam, Sonnenblumenkerne oder gehackte Nüsse über Müsli oder Salat.

Backen mit Vollkorn

- Verwenden Sie hin und wieder Vollkornmehl zum Backen. Um sich langsam an Vollkorn zu gewöhnen, kann man es am Anfang mit Auszugsmehl mischen.
- Skeptische Familienmitglieder, die Vollkorngebäck nicht so gerne mögen, lassen sich „austricksen“, wenn dem Teig Nüsse oder Kakao beigegeben werden.
- Vollkornteige brauchen mehr Flüssigkeit als Teige mit Weißmehl.
- Mürbeteig wird mit Vollkornmehl besonders knusprig. Geben Sie 1/2 TL Backpulver dazu, dann wird er lockerer.
- Bei herzhaften Kuchen und Quiches können Sie auch einen Teil des Weizenmehls durch Roggen- oder Grünkernmehl ersetzen.

Schnell gekocht

Mit etwas Planung und guter Vorbereitung steht im Nu ein Essen auf dem Tisch. Natürlich ist das dann kein Drei-Gänge-Menü, aber eine schmackhafte Mahlzeit allemal. Wenn nur für eine oder zwei Personen gekocht wird, sind Ein-Pfannen- und Ein-Topf-Gerichte ideal. Das spart dann zusätzlich Geschirr.

Kochen Sie auf Vorrat. Bei Salatsaucen kann meist die doppelte oder dreifache Menge zubereitet werden. Der Rest hält sich gut ein paar Tage im Kühlschrank. Auch bei Nudeln, Reis oder Kartoffeln kann man gleich eine größere Menge kochen. Aus Reis oder Nudeln lassen sich leckere Salate bereiten, die ein prima Mitnahmegericht fürs Büro oder ein leckeres Abendessen abgeben. Suppen, Eintöpfe, Pastasaucen, Gemüsequiche oder Gulasch – viele Gerichte lassen sich ausgezeichnet einfrieren. Kochen Sie die doppelte Menge und bestücken Sie damit Ihren Gefrierschrank. Dann haben Sie immer einen Vorrat an Lieblingsgerichten.

Gemüsecremesuppe (1 Portion)

200 g Gemüse (z.B. Karotten, Sellerie, Fenchel, Zucchini) und 150 g Kartoffeln in kleine Würfel schneiden, zusammen mit 400 ml Wasser und 1 TL Instant-Gemüsebrühe ca. 10 Minuten garen. 2 EL Gemüsewürfel beiseite legen, restliches Gemüse pürieren und mit Salz, Pfeffer, Muskat würzen. 1 EL saure Sahne unterrühren, die Gemüsewürfel wieder zugeben und mit 1 EL gehackter Petersilie bestreuen.

Vitamine fix und fertig

Viele Gemüsesorten gibt es fix und fertig aus der Tiefkühltruhe. Zwei Varianten werden angeboten: Natur oder fertig zubereitet mit Sauce und Gewürzen. Wählen Sie die Natur-Variante. So können Sie das Gemüse selbst abschmecken und für unterschiedliche Gerichte verwenden. Die ungewürzte Variante ist in der Regel auch bekömmlicher. Denn neben Kräutern oder Gewürzen kann die Sauce auch ziemlich viel Fett enthalten. Achten Sie beim Kauf von Gemüsemischungen darauf, welche Sorten enthalten sind. Wenn Sie einige Gemüsesorten nicht vertragen können, sollten Sie nach sortenreinen Packungen Ausschau halten. Tiefkühlgemüse steht hinsichtlich des Vitamingehalts Frischgemüse in nichts nach, da es in der Regel erntefrisch gefrostet wird.

Auch fertig geputzte Salate werden im Handel angeboten. Diese Salate sollten unbedingt frisch sein. Bei zu langer und ungünstiger Lagerung – das heißt nicht kühl und dunkel –, kommt es zu deutlichen Vitaminverlusten. Außerdem können die Salate dann auch mit Keimen belastet sein. Das Dressing zum Salat gibt es ebenfalls fix und fertig und in großer Auswahl. Achten Sie beim Kauf auf den Fettgehalt und die Zutatenliste. In dieser Hinsicht gibt es große Unterschiede. Wenn Sie wissen möchten, was drin ist, bereiten Sie das Dressing lieber selbst zu.

Fenchel-Rohkost mit Orangen (2 Portionen)

Aus 2 EL Naturjogurt, 2 EL Orangensaft, 1 TL Öl, 1 Prise Zucker und etwas Salz eine Salatsauce herstellen. 1 EL Sonnenblumenkerne in einer Pfanne ohne Fett rösten. 1 Fenchelknolle waschen und in sehr feine Streifen schneiden. Etwas Fenchelgrün fein hacken. 1 Orange schälen, in Stücke schneiden. Fenchelstreifen und Orangenstückchen mit der Sauce mischen, Sonnenblumenkerne und Fenchelgrün darüber streuen.

Fertigprodukte

Wenn es ganz schnell gehen muss, darf es auch mal ein Fertiggericht sein. In puncto Nährstoffe schneiden Fertiggerichte aus der Tiefkühltruhe am besten ab. Durch schnelles Einfrieren bleiben die meisten Vitamine gut erhalten. Dosen- und Tütengerichte sind hier nicht so gut. Studieren Sie die Zutatenliste und die Nährwertinformationen auf den Packungen. Sie können so abschätzen, ob das Gericht für Sie geeignet ist.

Bei Nudelsaucen sollten Sie zu Tomaten- oder Gemüsesaucen greifen. Diese enthalten meist weniger Fett als weiße Saucen. Achten Sie bei Feinkostsalaten (wie z.B. Geflügelsalat, Heringsalat, Rindfleischsalat) besonders auf die Nährwertinformationen. Der Fettgehalt solcher Salate kann beträchtlich sein. Es gibt jedoch auch fettarme Varianten. Um diese zu entdecken, müssen Sie die Etiketten studieren. „Creme"-Produkte, seien es Suppen, Saucen oder was auch immer, sind häufig durch Sahne, Crème fraîche oder andere fettreiche Produkte cremig geworden. Werfen Sie bei diesen Produkten unbedingt einen Blick auf die angegebenen Nährwerte.

Tagliatelle mit Zucchini-Möhren-Sauce (2 Portionen)

1 kleinen Zucchino und 2 Möhren jeweils der Länge nach in dünne Scheiben, dann in feine Streifen schneiden. 200 g Tagliatelle nach Packungsanweisung kochen. 1 EL Olivenöl erhitzen, Zucchini- und Möhrenstreifen sowie 1 EL frische Majoranblättchen (ersatzweise 1 TL getrockneten Majoran) unter Rühren andünsten, 2-3 EL Nudelwasser zugeben und das Gemüse etwa 5 Minuten garen. Gemüse mit Salz und Pfeffer abschmecken. Wenn die Nudeln gar sind, 100 g Ricotta (italienischer Frischkäse) in die Sauce rühren, Sauce mit den Nudeln mischen.

Würzen statt salzen

Wenn Fleisch, Fisch oder Gemüse stark angebraten werden, entwickelt sich ein kräftiges Aroma. Auch die Beigabe von reichlich Fett bringt Geschmack, denn Fett ist ein Geschmacksträger. Schonende Zubereitung muss aber nicht zu faden Speisen führen. Kräuter und Gewürze machen das Essen auf sanfte Art schmackhaft und sie haben eine positive Wirkung auf die Verdauungsorgane. Setzen Sie Kräuter und Gewürze gezielt ein, um die Verdauung anzuregen oder Blähungen und Völlegefühl vorzubeugen. Zahlreiche bekannte Kräuter und Gewürze werden in der Naturheilkunde zur Linderung von Magen- oder Darmbeschwerden eingesetzt und beispielsweise als Tee verabreicht. Sie entfalten ihre Wirkung aber auch als Bestandteil eines guten Essens.

Am besten frisch

Kräuter werden frisch, getrocknet oder tiefgefroren angeboten. Wenn es schnell gehen muss, sind getrocknete Kräuter ideal. Jedoch nicht alle haben dann noch ihr ganzes Aroma. Rosmarin, Thymian oder Oregano bringen auch getrocknet noch Geschmack. Schnittlauch, Petersilie, Dill oder Kerbel büßen durch Trocknen viel Aroma ein. Sie sind frisch am besten. Bleibt etwas übrig, können Kräuter gut eingefroren werden; einfach waschen, hacken und in kleine Dosen geben.

Viele Gewürze sind gemahlen und als ganze Samen oder Früchte im Handel. Werden gemahlene Gewürze längere Zeit gelagert, leiden Geschmack und Heilwirkung. Wenn möglich, sollten Gewürze wie Fenchel, Kümmel oder Koriander unmittelbar vor dem Gebrauch im Mörser zerstoßen werden. So können die ätherischen Öle ihre Wirkung optimal entfalten.

Kräuter und Gewürze für Magen und Darm

Anis	macht schwerverdauliche Speisen bekömmlicher, lindert Blähungen
Basilikum	regt den Appetit an, fördert die Fettverdauung
Bohnenkraut	regt die Produktion der Verdauungsenzyme an, wirkt gegen Blähungen
Fenchelsamen	lindert Blähungen, leichte Krämpfe und Völlegefühl
Gewürznelken	wirken desinfizierend, schmerzstillend, verdauungsfördernd und appetitanregend
Ingwer	regt Verdauung und Appetit an, gutes Mittel gegen Übelkeit
Kardamom	fördert die Verdauung, beruhigt und hilft gegen Blähungen
Kreuzkümmel	lindert Magenbeschwerden
Koriander	hilft bei leichten Krämpfen in Magen oder Darm, außerdem bei Völlegefühl und Appetitlosigkeit
Kümmel	macht schwerverdauliche Speisen bekömmlicher, lindert Blähungen und Völlegefühl
Majoran	fördert die Fettverdauung, magenstärkend und krampfstillend
Pfefferminze	wirkt appetitanregend, verhindert Völlegefühl
Salbei	wirkt heilend auf die Magenschleimhaut, regt die Verdauung an
Thymian	regt den Appetit an, fördert die Verdauung und wirkt krampflösend
Zimt	fördert die Fettverdauung, wirkt gegen Blähungen, lindert Magenbeschwerden

Liebe geht durch den Magen.

Gut, wenn's dabei keine Beschwerden gibt.

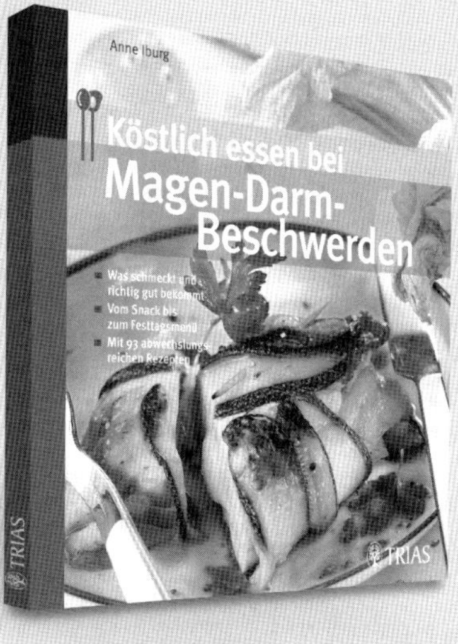

Anne Iburg
Köstlich essen bei Magen-Darm-Beschwerden
156 Seiten, 150 Abbildungen
€ 19,95 [D] / € 20,60 [A] / CHF 34,90
ISBN 978-3-8304-3317-0

93 Rezepte für alle, die unter Magen-Darm-Problemen leiden.
Leckerer Sonntagsbraten, knusprige Pizza oder Kuchen waren lange tabu? Das ändert sich mit diesem Buch! Das zeigt, was bei der Auswahl der Zutaten und bei der Zubereitung beachtet werden muss, damit's keine Beschwerden gibt. Koch- und Backbuch mit 93 Rezepten und 150 Abbildungen. Ein wahrer Fundus für die Jeden-Tag-Küche!

Weitere Bücher zum Thema:
www.trias-gesundheit.de

In Ihrer Buchhandlung

TRIAS
wissen, was gut tut